rororo

rororo

Men'sHealth BEST

POWERMUSKELN OHNE GEWICHTE

ROWOHLT TASCHENBUCH VERLAG

rororo Men'sHealth

Lektorat Bernd Gottwald

HINWEIS

Die in diesem Buch enthaltenen Informationen und Übungen sollen ein sinnvolles Körpertraining ergänzen, nicht ersetzen. Jede sportliche Betätigung birgt stets auch potenzielle Gefahren. Die Verleger und Herausgeber dieses Buches raten dem Leser, auf seine Sicherheit zu achten und sich nicht zu überfordern. Vergewissern Sie sich, dass Ihre Trainingsgeräte in ordnungsgemäßem Zustand sind. Überschreiten Sie nicht die Leistungsgrenzen, die aufgrund Ihrer eigenen Erfahrungen und Fähigkeiten sowie Ihres Fitness-Grades bestehen. Die hier vorgestellten Übungs- und Diätprogramme können und sollen andere Übungen oder Ernährungsvorschriften, die Ihnen Ihr Arzt verordnet hat, nicht außer Kraft setzen. Bitte holen Sie die Genehmigung Ihres Arztes ein, bevor Sie mit unseren Übungs- und Diätprogrammen beginnen.

Deutsche Erstausgabe
Veröffentlicht im Rowohlt Taschenbuch Verlag,
Reinbek bei Hamburg, September 2005

Aus dem Englischen: Übersetzungsbüro Bauer GmbH, Bremen
Redaktion Claudia Piras
Die Originalausgabe erschien 2005 unter dem Titel
«Men's Health Best: Weight-free Workout» bei Rodale International Ltd., London

Translated from the book originally produced by
Rodale International Ltd, 7–10 Chandos Street, London W1G 9AD
Fotos im Innenteil:
Beth Bischoff S. 31, 32, 37, 38, 39, 42, 43, 48, 49, 50, 51, 64, 66, 67, 68, 69, 70, 71, 74, 76, 79, 84, 85, 86, 87, 88, 90, 91, 92, 93, 94; Brand X Pictures S. 6, 33; Corbis S. 14, 21; Digital Vision S. 63; Todd France S. 34, 35, 40, 41; Svend Lindbæk S. 89; Michael Mazzeo S. 11, 22, 23, 24, 25, 26, 27, 28, 29, 30, 44, 45, 46, 47, 52, 53, 54, 55, 58, 59, 60, 61, 62, 65, 72, 73, 75, 77, 78, 80, 81, 82, 83; Photodisc S. 9, 16, 36
Umschlaggestaltung any.way, Cordula Schmidt
nach einem Entwurf von Rodale
(Foto: Robert Wright)
Druck und Bindung CPI, Bath
Printed in Great Britain
ISBN 3 499 62053 7

INHALT

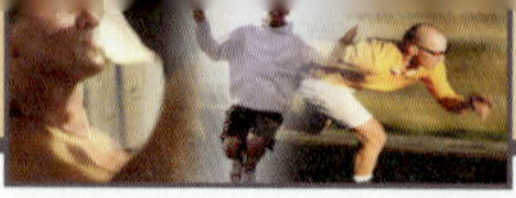

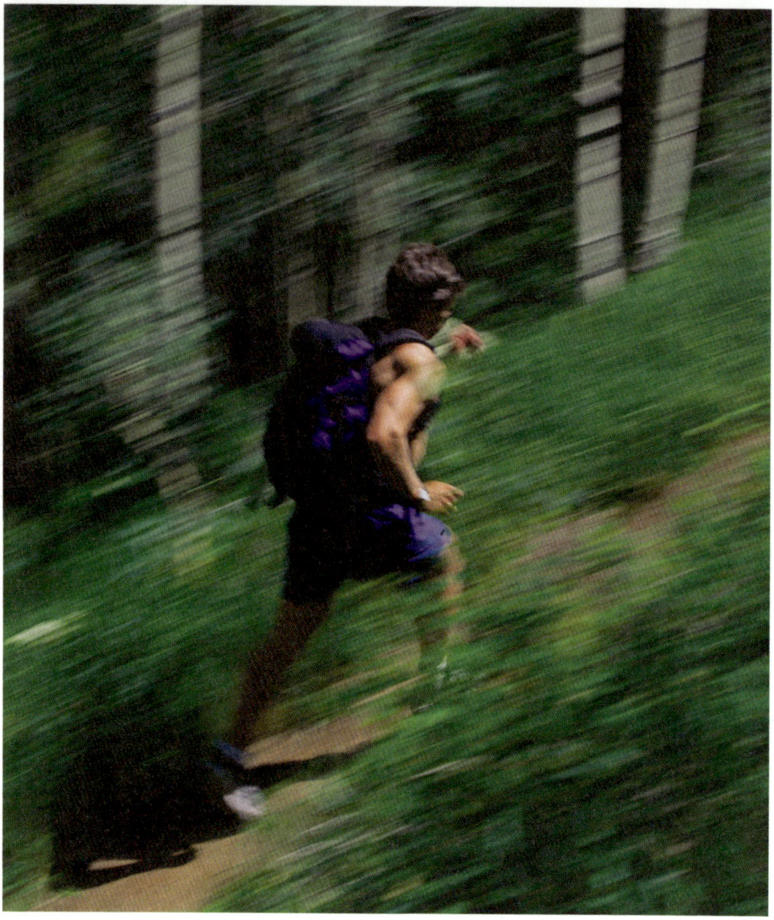

Bei den meisten Ihrer Sport- und Freizeitaktivitäten benutzen Sie keine Gewichte – es macht also durchaus Sinn, zu wissen, wie man ohne Gewichte trainieren kann.

WARUM OHNE GEWICHTE?

Wenn wir an ein modernes Workout denken, stellen wir uns meist eine Person vor, die im Sportstudio an einer mit Gewichten voll gepackten Maschine steht bzw. darauf sitzt oder liegt. Obwohl das Gewichttraining zweifelsohne ein wichtiger Bestandteil des Sportprogramms ist, gibt es viele Gründe, warum ein Workout ohne Gewichte genauso effektiv sein kann und häufig eine gute Alternative zum Hanteltraining darstellt – ja, für einige Männer kann es je nach ihren Fitness-Zielen sogar vorteilhafter sein.

Ein Vorteil ist, dass Sie das Workout ohne Gewichte fast überall durchführen können. Die klassische Ausrede: «Ich hatte keine Zeit, zum Sport zu gehen», gilt nicht mehr – Ihr Fitness-Studio ist Ihr Wohnzimmer, Ihr Keller oder sogar Ihr Büro. Forschungen haben erwiesen, dass bereits ein 15-minütiges, effektives und ausgewogenes Training immens wertvoll sein kann. Gibt es tatsächlich jemanden, der nicht täglich 15 Minuten seiner wertvollen Zeit erübrigen kann, um irgendwo ein Workout ohne Gewichte zu machen?

Für Menschen, die gerade eine Verletzung auskurieren, kann ein Workout ohne Gewichte sogar medizinisch angeraten sein. Wenn Ihr Arzt ein leichtes Training empfiehlt, um die Belastung bestimmter Muskelpartien oder Gelenke zu vermeiden oder um Rückenschmerzen zu lindern, ist ein Workout ohne Gewichte unter Umständen die beste Methode, weil das Widerstandsgewicht dabei von Ihren eigenen Muskeln und Ihrem eigenen Körpergewicht stammt. Sie müssen sich also nicht zwingen, unrealistische Gewichtmassen zu stemmen, die an einer Maschine oder Hantel angebracht sind.

Ein weiterer Vorteil von Workouts ohne Gewichte, der weniger offensichtlich ist, dafür aber immer größere Beachtung findet, steht im Zusammenhang mit dem Körperkern und dem Gleichgewichtssinn. Untersuchungen der Rücken- und Bauchmuskulatur sowie Studien über die schnell zuckenden Muskelfasern und über Schlüsselmuskeln wie den Lendenmuskel haben immer wieder belegt, dass durch Aktivitäten ohne Gewichte, wie beispielsweise Pilates und Yoga, der Gleichgewichtssinn, die Körperhaltung und die Bewegungsformen gefördert werden, was zu schnelleren, explosiveren Bewegungen beim Sport und beim Körpertraining führt. Wenn Sie Übungen an einer Gewichtmaschine absolvieren oder sich mit einer Kurz- oder Langhantel abmühen, trainieren Sie Ihre Muskeln zwar hart – es kann aber auch sein, dass Ihre Rücken- und Bauchmuskulatur nicht die notwendigen Voraussetzungen mitbringen, um Ihren Körper dabei effektiv zu stützen.

Durch das Stretching und die Grundübungen des gewichtfreien Workouts werden alle wichtigen Muskelgruppen Ihres Körpers effektiv trainiert. Wir haben für Sie eine optimale Auswahl klassischer Übungen (z. B. Liegestütze, Drücken und

BLEIBEN SIE GESUND

Wissenschaftler haben Aufzeichnungen über die Fehltage von 79 000 Arbeitskräften in 250 verschiedenen Betrieben untersucht und festgestellt, dass die Arbeitnehmer, die mindestens zweimal pro Woche 20 Minuten lang trainieren, seltener zu Hause bleiben mussten als diejenigen, die nicht trainieren.

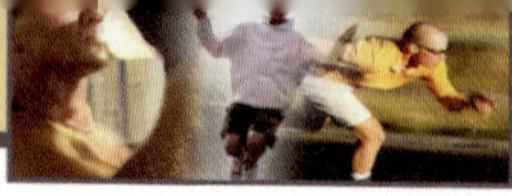

Crunches) zusammengestellt und auch einige Übungen hinzugefügt, von denen Sie vermutlich noch nie etwas gehört haben (sogar Übungen aus dem Tierreich wie Cat-Camel auf Seite 38, Dirty Dog auf Seite 92 und Esels-Kick auf Seite 94). Um Ihre Fortschritte und Erfolge zu maximieren, haben wir außerdem die neuesten Diät- und Ernährungsinformationen ausgewertet. Immer mehr Studien belegen nämlich, dass das Essen – der wichtigste Treibstoff für Ihre Workouts (und den Rest des Tages) – einen entscheidenden Faktor innerhalb Ihres Fitness-Programms darstellt. Deshalb liefern wir Ihnen in diesem Buch auch die aktuellsten Informationen über Kohlenhydrate (ja, es gibt auch gute K-Hydrate), Proteine (vermutlich die wichtigste Ernährungskomponente für Männer, die Körpertraining betreiben und abnehmen wollen) und darüber, wie Sie Ihren Hunger am besten stillen können, während Sie Fett ab- und Muskelmasse aufbauen. Außerdem erhalten Sie einen kurzen Überblick über die wichtigsten Muskeln und wie diese miteinander zusammenhängen, denn wenn Sie das disziplinierte Workout ohne Gewichte zu einem regelmäßigen Bestandteil Ihres Lebens machen, sollten Sie nach unserer Auffassung auch genau wissen, welche Teile Ihres Körpers trainiert werden, warum sie trainiert werden und wie Sie Verletzungen vermeiden können.

Hier noch ein Vorschlag: Wenn Sie beispielsweise in ein paar Wochen zum ersten Mal in diesem Jahr an den Strand gehen wollen oder wenn Sie für einen Marathon trainieren und unbedingt wissen möchten, wie Sie Ihre Beine mit einem gewichtfreien Workout dafür stärken können, so fühlen Sie sich bitte nicht verpflichtet, gleich das ganze Buch durchzuackern. Blättern Sie herum (beispielsweise in den Kapiteln «Beach-Training für den Unterkörper» oder «Formen Sie sich olympische Beine») und suchen Sie sich heraus, was Sie am meisten interessiert.

VERMESSEN SIE IHREN KÖRPER

Sie betreten mit diesem Fitness-Programm gewissermaßen Neuland, und dieses Buch ist dabei Ihre Landkarte. Um die Karte jedoch richtig lesen und benutzen zu können, müssen Sie erst einmal wissen, wo Sie sind und wohin Sie wollen. Vermessen Sie daher alles: Nacken, Brust, Taille, Arme, Oberschenkel und Waden. Schreiben Sie die Ergebnisse auf einen Zettel und legen Sie sich diesen irgendwohin, wo Sie ihn täglich sehen. Notieren Sie auch Ihr Gewicht, obwohl das weniger wichtig ist. Ihr Ziel: den Umfang Ihrer Taille zu halten oder zu reduzieren und den Umfang aller übrigen Körperpartien zu vergrößern. Wiederholen Sie die Messung alle vier Wochen.

TEIL I:
Die gewichtfreie Methode

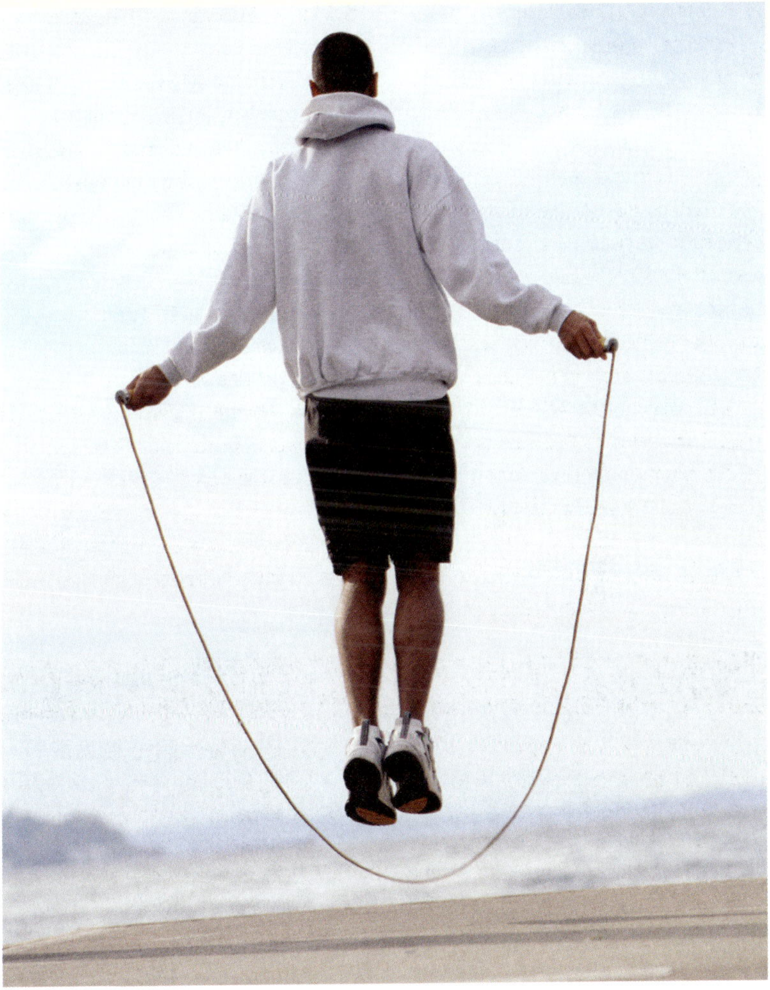

Grundlagen des Workouts ohne Gewichte

Ein guter Mechaniker kennt jeden Winkel des Automotors schon, bevor er anfängt, daran herumzubasteln. Bevor Sie beginnen, Ihren Körper einer Generalüberholung zu unterziehen, sollten Sie sich ein Grundwissen über die wichtigsten Muskeln aneignen, die Ihren Körper auf Trab bringen. Für jede Ihrer hier beschriebenen (und in der Abbildung rechts dargestellten) Muskelgruppen ist mindestens eines der Workouts bestimmt, die auf Seite 33 beginnen. Die Mehrzahl der genannten Übungen findet sich im Teil III (ab Seite 63).

1. Pectoralis major: Dieser lange, fächerförmige Muskel zieht sich über die Vorderseite Ihres oberen Brustbereichs. Der «Pec» wird mit verschiedenen Liegestützen und dem Handtuch-Brust-Fly bearbeitet.
2. Rautenmuskel: Für diesen Muskel, der sich in der Mitte Ihres oberen Rückenbereichs zwischen den Schulterblättern befindet, gibt es Übungen wie Liegestütze, die Schulterbrücke oder den Hampelmann.
3. Trapezius: Der «Trap», der im oberen Rückenbereich vom Nacken bis zu den Schultern verläuft, wird hauptsächlich durch Liegestütze trainiert.
4. Latissimus dorsi: Die heiß begehrte V-Form im Rücken tritt hervor, sobald Sie kräftige «Lats» entwickelt haben. Klimmzüge mit verschiedenen Griffarten sind hervorragende Übungen, um diese Muskeln zu trainieren.
5. Deltamuskeln: Diese Muskelgruppe setzt sich aus dem vorderen, mittleren und hinteren Deltamuskel zusammen, die sich im oberen Schulterbereich befinden. Die «Deltas» werden mit Liegestützen und dem Hampelmann trainiert.
6. Bizeps: Auf die Vorderseite des Oberarms, wo sich die Bizepsgruppe befindet, zielen viele Übungen mit Gewichten ab, die jedoch größtenteils überflüssig sind. Der Bizeps wird durch jede gute Übung, an der auch die Arme beteiligt sind, beansprucht, aber dann nicht gleich überbeansprucht.
7. Trizeps: Die Rückseite Ihres Oberarms wird durch verschiedene Liegestützarten ausgiebig trainiert.
8. Musculus glutaeus: Zu den «Gluts» oder Gesäßmuskeln zählt

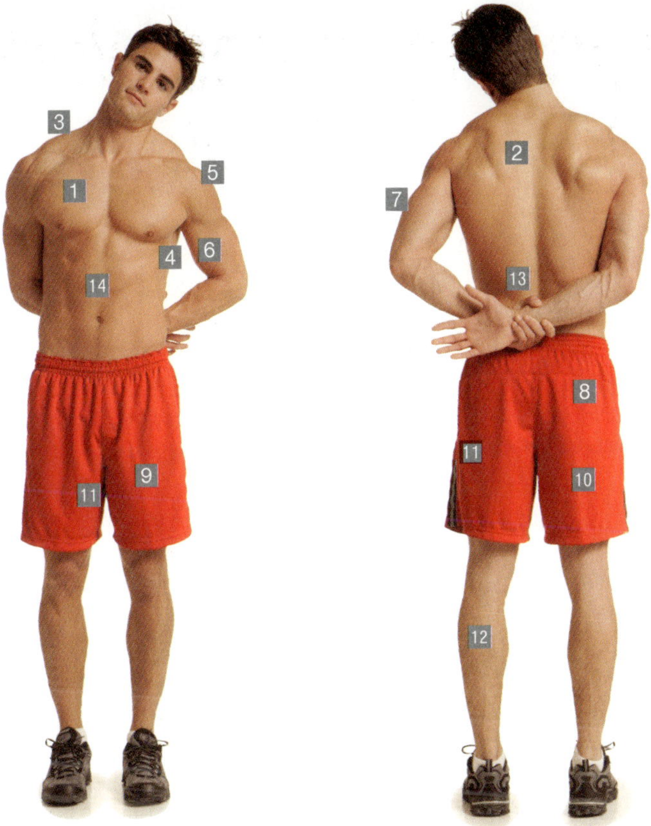

unter anderem der Glutaeus maximus, der Ihr Hinterteil bedeckt. Ausfallschritte, Squats, Springen, Hüpfen, Step-ups und das schnelle Hin-und-her-Rennen beim Shuttle-Run bringen die Gesäßmuskeln auf Vordermann.

9. Quadrizeps: Die große Muskelgruppe der «Quads» bildet die Vorderseite des Oberschenkels. Den Quadrizeps werden Sie mit Ausfallschritten, Squats, Springen, Hüpfen und Step-ups trainieren.
10. Hintere Oberschenkelmuskulatur: Diese auch «Hamstrings» genannten großen Muskeln, die an der Rückseite Ihrer Oberschenkel verlaufen, müssen bei den meisten athletischen Aktivitäten locker sein (vor jedem Workout werden Sie diese Muskelgruppe daher recht ausgiebig dehnen). Squats, Springen, Hüpfen, Step-ups und der Shuttle-Run zielen insbesondere auf die hintere Oberschenkelmuskulatur ab.
11. Hüft-Abduktoren und -Adduktoren: Das sind die Muskeln, die sich am inneren und äußeren

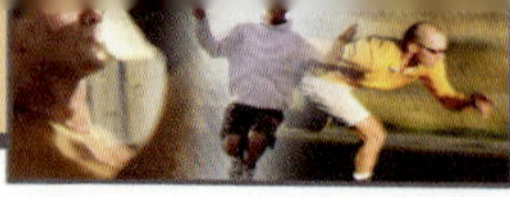

BEFOLGEN SIE ZWEI EINFACHE ERNÄHRUNGSREGELN

Es ist gar nicht so einfach, Zeit für das Körpertraining zu finden, insbesondere wenn Sie Trainingszeiten und Essenszeiten koordinieren müssen. Aber hier kommen zwei leicht zu merkende Tipps für Ihre Ernährung vor und nach dem Training (weitere Diät- und Ernährungshinweise finden Sie auf Seite 16):

1. Nehmen Sie eine Stunde vor dem Training keine große Mahlzeit mehr zu sich, versuchen Sie jedoch, vor den Übungen eine Kleinigkeit zu essen. Machen Sie sich fünf Minuten vor dem Training einen Kohlenhydrat-Protein-Shake zurecht und schlürfen Sie davon zwischen den Übungen.

2. Nehmen Sie möglichst bald nach dem Training Kohlenhydrate und Proteine zu sich. Die Kohlenhydrate helfen Ihnen dabei, die Energiereserven wieder aufzuladen, die Sie für Ihr nächstes Workout benötigen; durch die Proteine regenerieren sich Ihre Muskeln.

Oberschenkel befinden. Die Abduktoren an der Außenseite Ihres Oberschenkels bewegen das Bein vom Körper weg. Die Adduktoren, die an der Innenseite Ihres Oberschenkels verlaufen, ziehen das Bein nach innen. Zu den Übungen für die Hüftmuskulatur zählen Dirty Dog, Hüft-Adduktion und Esels-Kick.

12. Wadenmuskeln: Zu den Wadenmuskeln, die sich auf der Rückseite Ihres Wadenbeins befinden, gehören der Gastrocnemius und der Soleus. Der Gastrocnemius verleiht der Wade ihre runde Form. Wie der hinteren Oberschenkelmuskulatur, so sollten Sie auch Ihrer Wadenmuskulatur längeres Stretching gönnen. Die wichtigsten Trainingsübungen für die Wadenmuskeln sind Sprünge, Squats, Hüpfen, Step-ups und der Shuttle-Run.

13. Unterer Rückenbereich: Der Erector spinae stützt Ihren Rücken und ist für eine gute Körperhaltung verantwortlich (denken Sie spätestens daran, diesen Muskel zu trainieren, wenn Ihnen das nächste Mal gesagt wird, Sie sollten gerade stehen). Squats und Bodenübungen sind ideal für Ihren unteren Rückenbereich.

14. Bauchmuskeln: Die «Abs» bestehen aus dem Rectus abdominis, der längs an Ihrem Bauch verläuft, sowie den äußeren Obliquus-Muskeln, die sich an den Seiten und im oberen Bereich befinden. Durch Crunches trainieren Sie den Rectus abdominis, die Crunch-Variationen wie beispielsweise Twists zielen dagegen auf die äußeren Obliquus-Muskeln. Boxübungen wie die Pferde-Stellung mit Twist und Faustschlägen ausweichen sowie

Bodenübungen wie der Curl-up bieten ebenfalls ein gutes Bauchmuskeltraining.

Grundlagen des Workouts

Das Training muss dringend wieder einfacher werden. Sparen Sie ab sofort Zeit, Mühe und fruchtlose Anstrengungen, ohne dabei an Erfolg einzubüßen. Sie werden mehr Spaß an den gewichtfreien Workouts haben und noch mehr davon profitieren – einer der Hauptgründe für Ihr Training, oder?

Tageszeit Die Wissenschaft hat immer wieder festgestellt, dass die Wahrscheinlichkeit, das Training nicht aufzugeben, höher ist, wenn man regelmäßig zur gleichen Tageszeit trainiert. Eventuell haben Sie irgendwann einmal gehört, dass morgendliches Training besser sei, weil der Testosteronspiegel dann höher ist. Vergessen Sie das. Hormonschwankungen mögen zwar eine Rolle spielen, haben aber nichts mit Leistungssteigerungen zu tun. Die optimale Trainingszeit ist die Zeit, die in Ihrem Terminkalender frei ist.

Führen Sie einen Kalender Absolvieren Sie das Workout – und halten Sie diese Tatsache fest! Tragen Sie einfach für jedes Training ein X in Ihrem Kalender ein. Eine neue Studie ist zu dem Ergebnis gekommen, dass Trainierende, die dieses einfache System zum Nachverfolgen ihrer Workouts anwenden, größere Fortschritte erzielen als andere.

Bleiben Sie bei einem Programm Bleiben Sie so lange bei einem Trainingsprogramm, bis Sie nicht mehr davon profitieren können. Zu häufiges Wechseln von einem Programm zum nächsten kann negative Auswirkungen auf Ihre Ziele haben. Sie machen es sich leichter (und sehen größere Erfolge), wenn Sie konsequent bei einem Programm bleiben und dieses sechs bis zwölf

STRETCHING

Mit einem verspannten Körper können wir uns langsam, aber sicher von unserem Wohlbefinden verabschieden. Verspannungen im Bereich der Oberschenkelmuskulatur und des Iliotibial-Bandes können Kniebeschwerden und sogar das so genannte Läuferknie verursachen. Eine verspannte Brustmuskulatur schränkt Ihre Kraft insgesamt ein und kann zu Schulterverletzungen führen. Wir haben daher eine Reihe wichtiger Dehnübungen in unser gewichtfreies Workout-Programm aufgenommen. Dehnen Sie dabei Ihre verspannten Muskeln doppelt so lange wie Ihre lockeren Muskeln. Konzentrieren Sie sich auf die Problemzonen, nicht auf die Muskeln, die bereits flexibel sind. Wenn Sie unter 40 sind, sollten Sie 30 Sekunden lang in der Dehnstellung bleiben; sind Sie älter als 40, halten Sie die Position 60 Sekunden lang. Sobald Sie auf die 40 zugehen, verlieren Ihre Muskeln an Geschmeidigkeit. Verwenden Sie dann also konsequent mehr Zeit auf das Stretching.

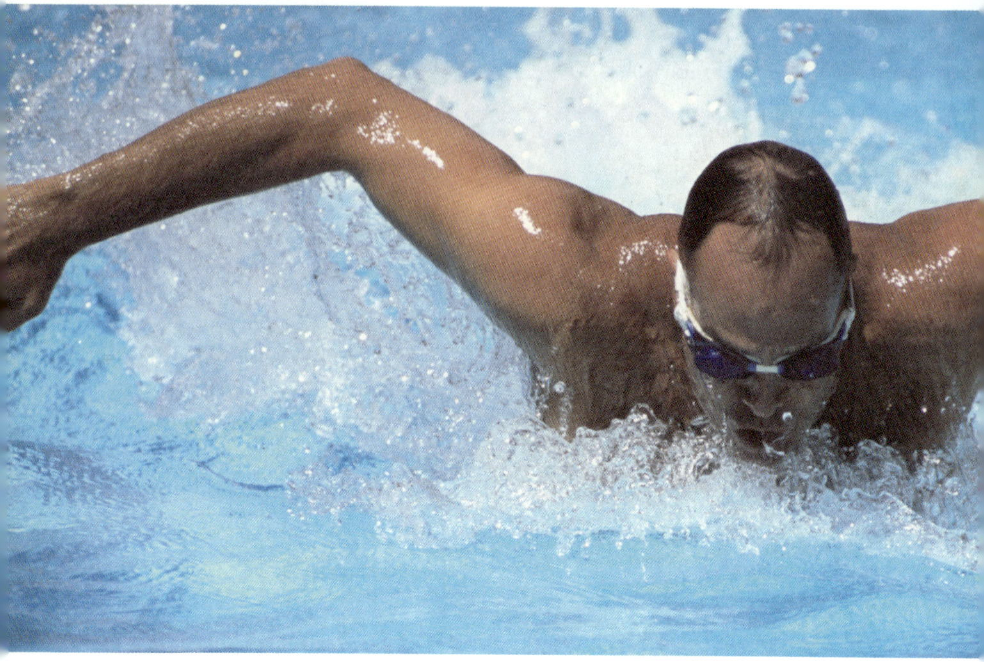

Schwimmen verbessert die Ausdauer und stärkt die Muskeln und das Herz-Kreislauf-System, ohne Ihren Körper zu belasten.

Wochen lang durchführen – oder einfach so lange, bis Sie keine Wirkung mehr spüren. Aber wie stellen Sie fest, ob es noch wirkt? Es gibt zwei einfache Bewertungskriterien: Ihre Taille nimmt ab, und Ihre Kraft nimmt zu.

Eine reicht Machen Sie jeweils nur eine Übung für jede Muskelgruppe. Es ist für Sie nicht notwendig, einen bestimmten Muskel bei jedem Training von allen Seiten zu beanspruchen. Konzentrieren Sie sich lieber auf ein bis zwei intensive Übungen pro Muskelgruppe.

Setzen Sie ein Zeitlimit Verabschieden Sie sich von der Vorstellung, Sie müssten stundenlang trainieren, nur weil die anderen das angeblich auch tun. Die Abbruchrate ist bei Workouts, die länger als 60 Minuten dauern, sehr hoch. Nach einer Stunde drosselt der Körper die Produktion muskelaufbauender Hormone und schüttet das Stresshormon Cortisol aus, das eine Testosteron-Blockierung und Muskelabnahme auslösen kann.

Schnellere Erholung Es gibt viele Männer, die sich für ein gewichtfreies Workout entschieden haben, weil sie an einer langwierigen Verletzung leiden und deshalb ein weniger belastendes Training brauchen. Wenn Sie gerade eine Muskelverletzung auskurieren, sollten Sie

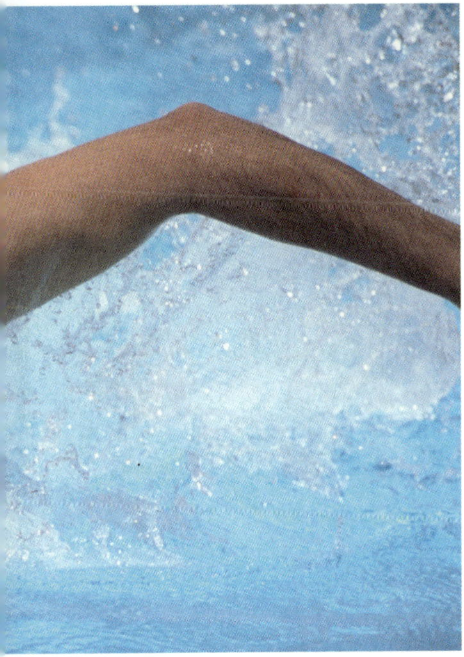

trotzdem so schnell wie möglich wieder mit dem Training beginnen. Trainieren Sie ein paar Minuten mit geringer Intensität und beobachten Sie genau, wie Ihr Körper reagiert. Lassen Sie es langsam angehen und machen Sie keine explosiven Bewegungen. Hören Sie sofort auf, wenn Sie Schmerzen spüren. Kühlen Sie, falls nötig, die schmerzende Stelle etwa 20 Minuten lang mit einem Eis-Pack und trainieren Sie am nächsten Tag erneut. So müssten Sie in der Lage sein, das Workout jedes Mal etwas intensiver und langer zu gestalten.

Erreichen Sie Ihre Ziele Gehen Sie bei der Zielsetzung in umgekehrter Reihenfolge vor. Das heißt, Sie wählen ein Datum aus, zu dem Sie Ihr langfristiges Ziel erreicht haben wollen, und arbeiten dann rückwärts, indem Sie Ihre Zwischenziele aufschreiben. Die Zwischenziele erscheinen dann mehr wie Fristen.

Nehmen Sie ausreichend Flüssigkeit zu sich Beginnen Sie den Tag mit einer Literflasche Wasser und trinken Sie diese bis zum Abend aus. Wenn Sie zusätzlich noch andere Getränke wie Milch und Saft trinken, nehmen Sie ausreichend Flüssigkeit zu sich. Alkohol zählt jedoch nicht dazu – wenn Sie Alkohol trinken, müssen Sie ständig zur Toilette rennen, außerdem wird Ihrem Körper Wasser entzogen.

Durch übermäßigen Alkoholkonsum kann Ihr Testosteronspiegel sinken, was zu einem Abbau Ihrer Gesamtmuskelmasse führt. Ein bisschen Alkohol (bis zu zwei Gläser pro Tag) schadet aber nicht – ja, Ihr Herz-Kreislauf-System kann dadurch sogar gestärkt werden.

Schlaf Schlafmangel beeinträchtigt nicht nur Ihr Muskelwachstum – Ihr Körper setzt die meisten Wachstumshormone frei, während Sie schlafen –, sondern auch Ihre Koordinations- und Konzentrationsfähigkeit, was dazu führt, dass Sie weniger Kraft und gleichzeitig ein höheres Verletzungsrisiko haben. Wenn Sie ein Trainingsprogramm absolvieren, sollten Sie nachts möglichst viel schlafen, die meisten Männer benötigen mindestens sieben bis acht Stunden. Nach Nächten, in denen Sie nicht ausreichend geschlafen haben, können Sie nicht erwarten, in Bestform zu sein.

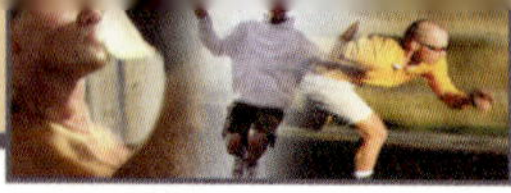

Diät und Ernährung

Wir garantieren Ihnen, dass Sie alle zwei bis drei Stunden Hunger verspüren werden. Egal, welche Fitness-Ziele Sie haben und wie häufig und intensiv Sie trainieren, Sie sollten dabei die folgenden Diät- und Ernährungstipps beherzigen: Seien Sie stets vorbereitet – wenn Sie wissen, dass Sie keine Möglichkeit haben werden, eine ordentliche Mahlzeit zu sich zu nehmen, packen Sie ein paar gesunde Snacks ein. Nüsse und Trockenfrüchte sind unproblematisch und kompakt, außerdem müssen sie weder aufwendig zubereitet noch gekühlt werden. Wenn Sie etwas Kräftigeres brauchen, machen Sie sich ein Sandwich mit Erdnussbutter und Marmelade auf Vollkornbrot. Nehmen Sie stets ein paar Äpfel mit – wenn Sie täglich einen Apfel essen, sind Sie durch das Pektin schon so satt, dass Sie kaum Heißhunger auf fieses Fastfood entwickeln werden.

Proteine

Es liegt eine neue Studie vor, bei der kohlenhydratreiche Diäten mit proteinreichen Diäten in Bezug auf die Gewichtsabnahme extrem übergewichtiger Männer verglichen wurden. Obwohl die Kalorienmenge dieselbe war, verlor die Gruppe mit der proteinreichen Diät während der vierwöchigen Studie 28 Prozent mehr Gewicht als die andere Gruppe. Noch bemerkenswerter ist jedoch, dass die Stoffwechselrate bei der Gruppe mit der proteinreichen Diät um 14 Prozent höher lag. Versuchen Sie, 1,5 Gramm Proteine pro Kilogramm Ihres Körpergewichts zu sich

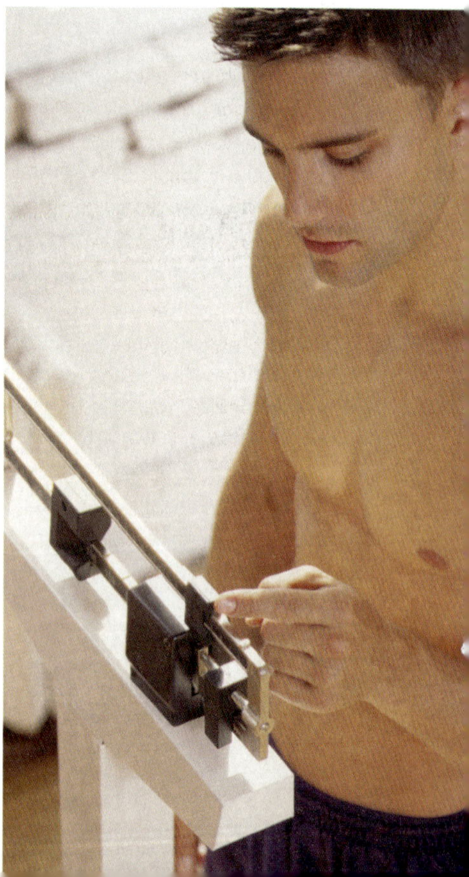

Ergänzen Sie Ihren Plan zur Gewichtsabnahme mit den richtigen Übungen, um sicherzustellen, dass die hart erarbeiteten Muskeln nicht durch die Diät aufgezehrt werden.

zu nehmen; das ist mehr als genug, um Muskelmasse aufzubauen – überschüssige Proteine würden nur unnötig als Fett eingelagert werden.

Leider kann das Einkaufen, Zubereiten und Essen solcher Proteinmengen zu einem Halbtagsjob ausarten, was ein Grund für die Popularität von Nahrungsergänzungsmitteln auf Proteinbasis ist. Alle diese Produkte sind bereits mit Maltodextrin, einer Zuckerart, gesüßt, sodass Sie nur noch Wasser zufügen und das Ganze dann im Mixer durchrühren müssen. Mit zwei Portionen am Tag können Sie Ihren gesamten Tagesproteinbedarf decken.

Kohlenhydrate

Am besten für Ihren Stoffwechsel sind Kohlenhydrate mit einem niedrigen glykämischen Index. Anhand des glykämischen Indexes wird gemessen, wie schnell Ihr Körper die Nahrung verbrennt. Wenn Sie Nahrungsmittel mit einem hohen glykämischen Index essen (wie etwa Weißbrot oder stark denaturierte Frühstücks-Zerealien), werden Sie schneller wieder hungrig.

Leider kann man den glykämischen Index nicht intuitiv bestimmen. Viele glauben, dass die Kohlenhydrate aus Pasta besonders schnell aufgenommen werden. Tatsache ist jedoch, dass Pasta auf dem Index eher eine mittlere Position einnimmt.

Wenn Sie sich an den glykämischen Index halten wollen, müssen Sie entweder einige Zeit darauf verwenden, ihn auswendig zu lernen, oder einen Spickzettel bei sich tragen. Unser Kasten zeigt aber, wie man fünf gängige Nahrungsmittel mit hohem glykämischen Index durch Produkte ersetzen kann, die weiter unten auf dem Index liegen.

GLYKÄMISCHE TAUSCHLISTE

Nahrungsmittel mit einem niedrigen glykämischen Index werden langsamer verbrannt und sorgen somit für ein länger anhaltendes Sättigungsgefühl. Es gibt einen einfachen Trick, länger satt zu bleiben, egal, wie hoch dabei der glykämische Index der Nahrungsmittel ist: Fügen Sie jedem Gericht Proteine, Fette und/oder Ballaststoffe zu. In der Tabelle basieren die Angaben des glykämischen Indexes auf einer Skala, in der reine Glukose den Wert 100 hat. Je höher der Wert ist, desto schneller werden die Nahrungsmittel verbrannt:

Anstelle von ...	**probieren Sie ...**
Weißbrot (70)	Mischkornbrot (48)
Cornflakes (83)	Kleie-Zerealien (58)
Gebackene Kartoffeln (85)	Hartweizen-Spaghetti (27)
Wassermelone (72)	Birne (37)
Schoko-Karamell-Riegel	Süßigkeiten auf Erdnussbasis

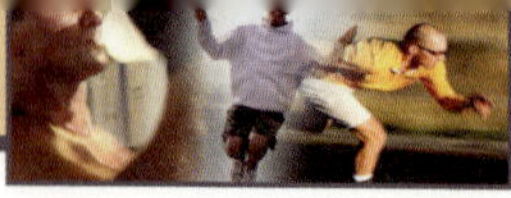

PROTEINQUELLEN

Nahrungsmittel	Proteine (Gramm)
170 g Thunfisch (Dose)	39
130 g gekochte Hähnchenbrust	34
2 Scheiben (90 g) mageres Roastbeef	26
Roastbeef-Sandwich	22
6 Eiweiß	18
Putensandwich (mit Vollkornbrot)	18
2 ganze Eier	13
Kleiner Beutel (50 g) Cashewnüsse	10
160 g Baked Beans	8
150 g fettarmer Joghurt	8
240 ml Magermilch	8
200 g gekochte Spaghetti	7
30 g Hafermehl (ungekocht)	4

Richtige Essenszeiten

Wenn Sie die Energiebilanz im Handumdrehen verstehen wollen, stellen Sie sich Ihren Körper einfach als ein Auto vor, das 24 Stunden am Tag fährt. Ihnen ist klar, dass Sie mit Ihrem Wagen nicht durch die Gegend fahren können, wenn Sie ihn nicht regelmäßig auftanken, und dass Sie nicht mehr Benzin tanken können, als Ihr Tank fasst. Vielen von uns ist aber leider nicht bewusst, dass diese simplen Tatsachen auch für den Körper gelten. Wir versuchen, stundenlang mit leerem Magen auszuhalten, um dann mehr in uns hineinzustopfen, als unser Körper eigentlich aufnehmen kann. Diese Strategie ist selbstzerstörerisch. Nehmen wir an, Sie wollen Ihr Gewicht reduzieren und beschließen daher, gleich morgens mit leerem Magen zu joggen. Nun besteht aber die einfachste Methode zur Energiegewinnung in der Aufspaltung von Muskelmasse. Ihr Körper kann bestimmte Aminosäuren – Bausteine der Muskeln – in Glukose umwandeln, also in den Zucker, der ihm die Energie für seine Aktivitäten liefert. Wer also vor dem Frühstück joggt, baut dadurch das Muskelgewebe ab, das er eigentlich stärken will.

Noch weiter verbreitet ist aber vermutlich die «Fettaufbau-Diät». Bei dieser Diät versuchen Sie, zwischen den Mahlzeiten möglichst lange auszuhalten, um dann, wenn Sie der Heißhunger überfällt, ein ganzes Büfett zu verdrücken. Die Folge ist, dass eine größere Menge des Hormons Insulin ausgeschüttet wird, was wiederum zu einer größeren Fettspeicherung führt.

Wenn Sie dann auch noch die «Muskelabbau-» mit der «Fettaufbau-Diät» kombinieren, verwandeln Sie Ihren Körper in eine perfekte Muskelvernichtungs- und Fettspeichermaschine. Durch hartes Training wird Ihr Appetit zwar kurzfristig gezügelt, mit der Zeit gewöhnen Sie sich aber daran, woraufhin Ihr Appetit nach der körperlichen Anstrengung wieder zunimmt. Wenn Sie also auf leeren Magen zehn Kilometer joggen und anschließend so viel essen, dass es für 15 Kilometer reichen würde, kommt unter dem Strich dabei heraus, dass Sie beim Joggen Muskelmasse abgebaut und durch die Mahlzeit nach dem Joggen Fett aufgebaut haben.

Die Lösung heißt Energiebalance:

- Essen Sie gleich nach dem Aufstehen.
- Nehmen Sie vor dem Training eine kleine Mahlzeit zu sich, die Tageszeit spielt dabei keine Rolle. Durch das Essen verhindern Sie nicht nur, dass Ihr Herz-Kreislauf-System mit Muskelgewebe gefüttert wird, Sie erhöhen dadurch auch die Kalorienmenge, die während und nach dem Training verbrannt wird. Studien haben gezeigt, dass der Stoffwechsel angeregt wird, wenn man nach einer Mahlzeit trainiert.
- Essen Sie gleich nach dem Training, wenn der Körper seine Energiereserven verbraucht hat. Warten Sie nicht, sonst fängt Ihr Körper an, Muskelgewebe zu verbrennen, um die benötigte Energie zurückzuerhalten.
- Nehmen Sie täglich fünf bis sechs Mahlzeiten zu sich. Studien ha-

SHAKES FÜR IHRE MUSKELN

Essen Sie direkt nach dem Workout. Eine aktuelle Studie aus Dänemark hat gezeigt, dass ältere Männer Muskelmasse aufbauen, wenn sie fünf Minuten nach ihrem Gewichte-Workout einen Shake trinken, der zehn Gramm Proteine, sieben Gramm Kohlenhydrate und drei Gramm Fett (etwa so viel wie ein Glas Milch) enthält, während Männer, die das gleiche Getränk zwei Stunden später zu sich nohmen, keine Muskelmasse aufbauen.

Probieren Sie das folgende Rezept für einen starken Shake zum Muskelaufbau nach dem Workout:

Mixen Sie einen Becher Schokoladendessert (fettarm oder Magerstufe), vier Teelöffel Ei-Ersatzpulver, einen Viertelliter Magermilch, eine große Banane und einen Esslöffel ungesüßtes Kakaopulver. Mit diesem Shake bekommt Ihr Körper 23 Gramm Proteine, 52 Gramm Kohlenhydrate und nur vier Gramm Fett.

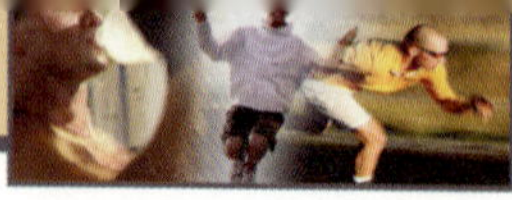

ERNÄHRUNGSPLAN FÜR DIE WORKOUTS

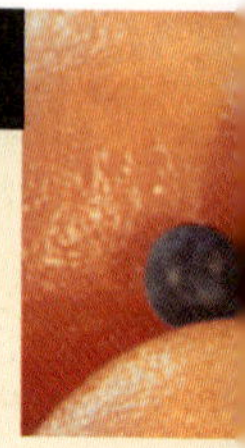

Ihre Trainingszeiten bestimmen, was Sie wann essen sollten. Machen Sie es sich leicht und halten Sie sich einfach an unseren ausgeklügelten Ernährungsplan.

WENN SIE MORGENS TRAINIEREN

Mahlzeit 1: SNACK VOR DEM WORKOUT
- 150 ml Molke-Protein-Shake (oder)
- Banane und hartgekochtes Ei (oder)
- Zerealien mit Magermilch

Mahlzeit 2: FRÜHSTÜCK
(direkt nach dem Workout)
- Omelette aus Eiweiß mit Gemüse (oder)
- 1 Schale Haferbrei
- Orangensaft

Mahlzeit 3: VORMITTAGS-SNACK
- Joghurt und Obst (oder)
- 300 ml Molke-Protein-Shake und Früchte

Mahlzeit 4: MITTAGESSEN
- Salat mit gegrilltem Hähnchen und Olivenöl-Dressing (oder)
- Thunfisch- oder Schinken-Sandwich (bitte mit Vollkornbrot)

Mahlzeit 5: NACHMITTAGS-SNACK
- Ungesalzene Erdnüsse oder Cashewnüsse und ein Apfel (oder)
- Protein-Riegel (oder)
- Fettarmer Joghurt

Mahlzeit 6: ABENDESSEN
- Lachs, Hähnchenbrust oder Lendensteak, gegrillt
- Grüner Salat mit Olivenöl-Dressing

WENN SIE MITTAGS TRAINIEREN

Mahlzeit 1: FRÜHSTÜCK
- Rührei mit Vollkorntoast (oder)
- Haferbrei mit gemahlenem Leinsamen und Joghurt

Mahlzeit 2: VORMITTAGS-SNACK / VOR DEM WORKOUT
(spätestens eine Stunde vor dem Workout)
- 300 ml Molke-Protein-Shake mit Obst

Mahlzeit 3: MITTAGESSEN
(direkt nach dem Workout)
- Vollkornbrötchen mit Hähnchenbrust und Salat
- Obst

Mahlzeit 4: NACHMITTAGS-SNACK
- Ungesalzene Erdnüsse oder Cashewnüsse und ein Apfel (oder)
- Protein-Riegel (oder)
- Hart gekochtes Ei

Mahlzeit 5: ABENDESSEN
- Hamburger aus gehacktem Rind (90 % mageres Fleisch aus der Lende) oder Pute auf Vollkornbrötchen
- Gurken-Tomaten-Salat mit etwas Olivenöl

WENN SIE DIREKT NACH DER ARBEIT TRAINIEREN

Mahlzeit 1: FRÜHSTÜCK
- Rührei mit Vollkorntoast (oder)
- Zerealien (Vollkorn) mit Blaubeeren und Magermilch

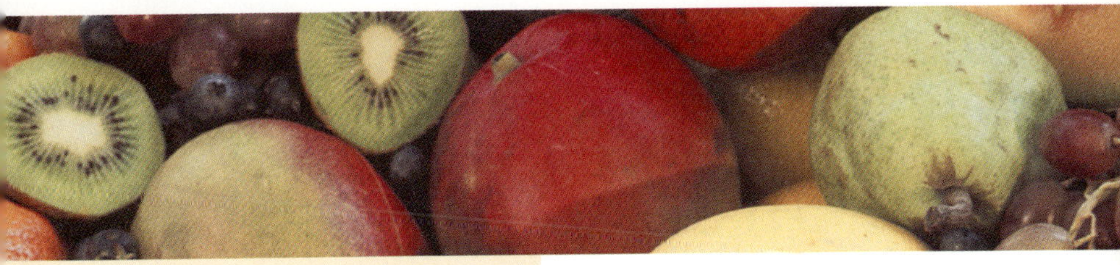

Mahlzeit 2: VORMITTAGS-SNACK
- 300 ml Molke-Protein-Shake mit Erdnussbutter (oder)
- Joghurt und Cashewnüsse

Mahlzeit 3: MITTAGESSEN
- Hähnchenbrust
- Gedünstetes Gemüse
- Vollkornbrötchen

Mahlzeit 4: NACHMITTAGS-SNACK
- Ungesalzene Erdnüsse oder Cashewnüsse und ein Apfel (oder)
- Protein-Riegel (oder)
- Hähnchenschenkel, gekocht

Mahlzeit 5: SNACK VOR DEM WORKOUT
- 150 ml Molke-Protein-Shake

Mahlzeit 6: ABENDESSEN
- Lachs, Hähnchenbrust oder Lendensteak, gegrillt
- Grüner Salat mit Olivenöl-Dressing
- Wildreis

ben ergeben, dass Sportler, die täglich neben ihren drei Hauptmahlzeiten noch drei Snacks verzehren, dadurch Muskeln aufbauen und Fett verbrennen. Hinzu kamen noch andere Aspekte, die sehr wichtig für Sportler sind, wie der Gewinn von mehr Power und größerer Ausdauer.

Natürlich können Sie nicht einfach ein paar hundert Kalorien mehr zu sich nehmen und dadurch an Gewicht verlieren. Sie können aber Ihre tägliche Kalorienzufuhr so umverteilen, dass Sie öfter und dafür zu den einzelnen Mahlzeiten weniger essen.

- Essen Sie, bevor Sie ins Bett gehen. Wenn Sie Muskelmasse aufbauen und dabei abnehmen wollen, sollten Sie direkt vor dem Schlafengehen etwas essen, damit Ihr Körper kein Muskelgewebe aufspaltet, während Sie von Ihrem neuen Körper träumen. Wenn Sie zu später Stunde noch einen leichten Snack zu sich nehmen, werden Sie auch der Verlockung widerstehen können, um zwei Uhr morgens einen kompletten Schokoladenkuchen zur verdrücken.

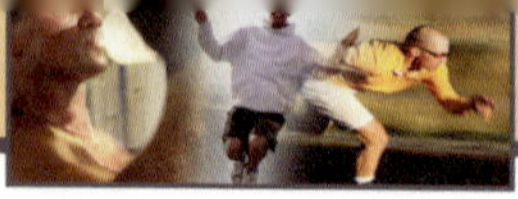

Vorteile des Stretchings

Manche Männer sind von Zeit zu Zeit so gestresst, dass sie ihr Workout so schnell wie möglich hinter sich bringen wollen. Sie stürzen sich dann gleich auf die Übungen, ohne sich aufzuwärmen oder zu dehnen. Egal wie eilig Sie es haben, denken Sie bitte immer daran, dass Ihr Körper ungleich mehr von dem Training profitiert, wenn Sie sich vorher ein paar Minuten dehnen. Stretching beugt Verletzungen und Muskelkater vor, befreit Ihren Körper von Verspannungen, verbessert Ihren Blutkreislauf, stärkt Ihren Muskeltonus und lässt Ihre Muskeln später einfach definierter aussehen.

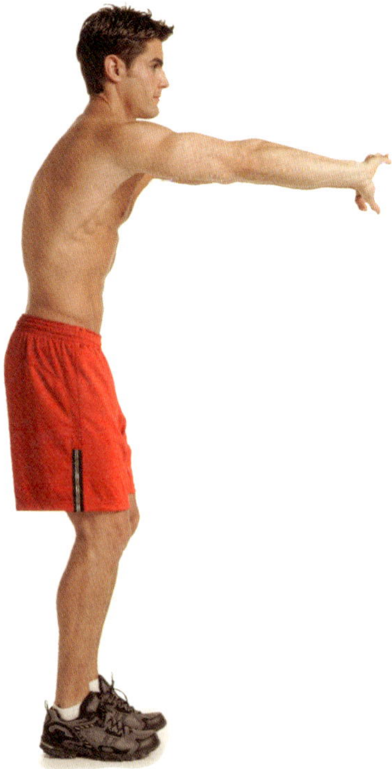

STRETCHING DES OBEREN RÜCKENBEREICHS

Strecken Sie Ihre Arme nach vorne aus und umfassen Sie Ihre Hände, die Handflächen zeigen nach vorne. Drücken Sie Ihre Arme nach vorne und machen Sie dabei einen Rundrücken. Bleiben Sie zehn Sekunden in dieser Position.

BRUST-STRETCHING

Umfassen Sie Ihre Hände hinter Ihrem Gesäß, die Handflächen zeigen dabei nach oben. Ziehen Sie Ihre Arme nach oben zu Ihrem Kopf. Bleiben Sie zehn Sekunden in dieser Position. Sie spüren dabei, wie Brust und Schultern sich dehnen.

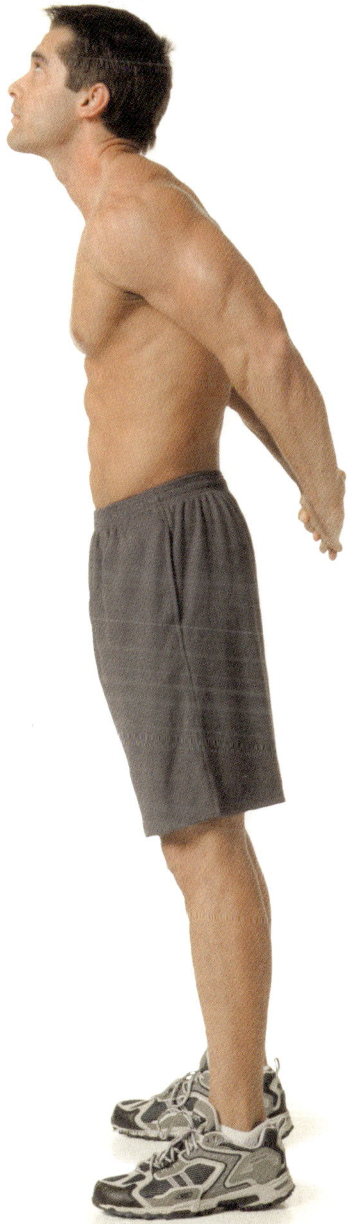

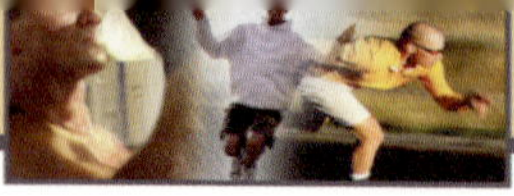

SCHULTER- UND NACKEN-STRETCHING

Halten Sie beide Arme hinter Ihrem Rücken und umfassen Sie Ihr rechtes Handgelenk mit der linken Hand. Neigen Sie Ihren Kopf nach links und ziehen Sie Ihren rechten Arm nach links. Bleiben Sie zehn Sekunden in dieser Position und wiederholen Sie die Übung dann mit der anderen Seite.

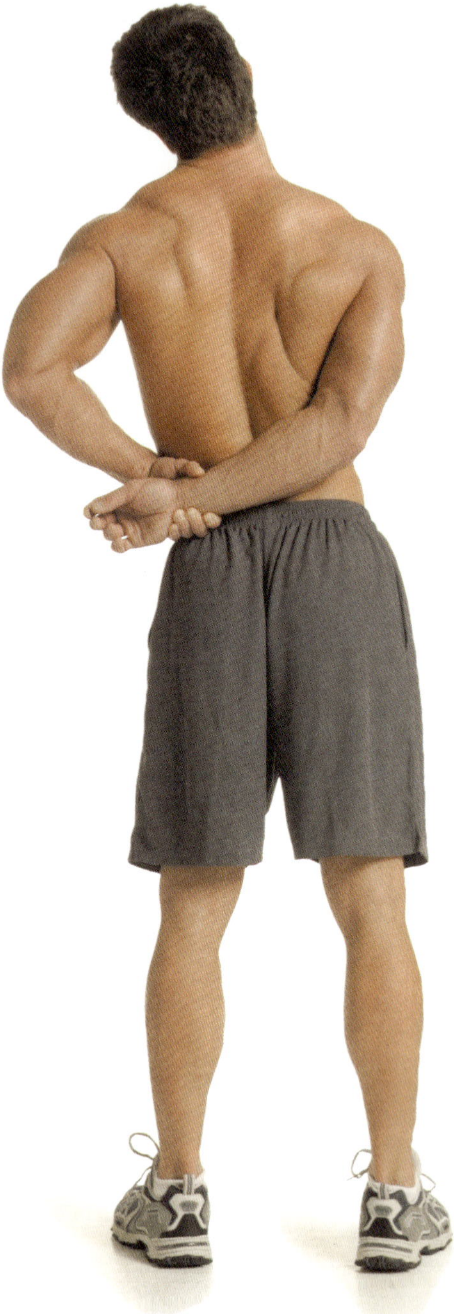

WIE OFT SOLLTEN SIE STRETCHING-ÜBUNGEN MACHEN?

Wenn Sie den ganzen Tag am Schreibtisch sitzen, sollten Sie alle paar Stunden Dehnübungen machen, um Schulterverspannungen zu vermeiden, die dadurch verursacht werden, dass Sie die ganze Zeit mit krummem Rücken vor Ihrer Tastatur sitzen. Das Brust-Stretching auf Seite 23 öffnet Ihre Brust und entspannt Schultern und Rücken. Um Ihr Hinterteil zu dehnen, das die ganze Zeit auf dem Stuhl klebt, schlagen Sie Ihr linkes Bein so über das rechte Bein, dass Ihr linkes Fußgelenk auf dem rechten Knie liegt. Beugen Sie sich dann in der Taille nach vorne und dehnen Sie sich zehn Sekunden lang in dieser Position. Wechseln Sie anschließend die Seite.

STRETCHING DES HINTEREN SCHULTERBEREICHS

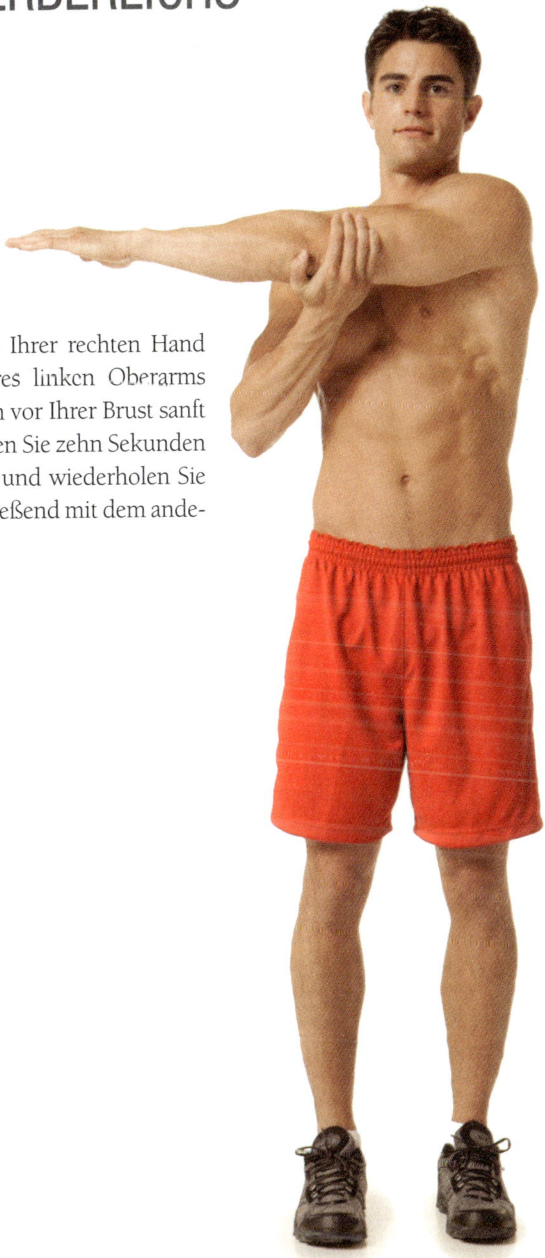

Umfassen Sie mit Ihrer rechten Hand die Rückseite Ihres linken Oberarms und ziehen Sie ihn vor Ihrer Brust sanft nach rechts. Bleiben Sie zehn Sekunden in dieser Position und wiederholen Sie die Übung anschließend mit dem anderen Arm.

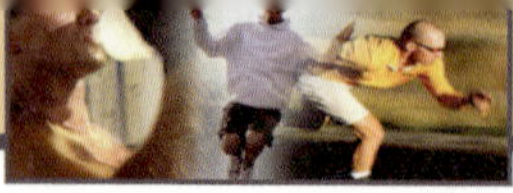

Stretching-Zirkel mit Handtuch

Ähnlich wie ein gutes Glas Brandy nach dem Essen funktioniert auch Ihre Muskulatur am besten, wenn sie warm ist. Daher können Sie nach einem Workout auch anspruchsvollere Stretching-Übungen durchführen, ohne dass dabei ein großes Verletzungsrisiko besteht.

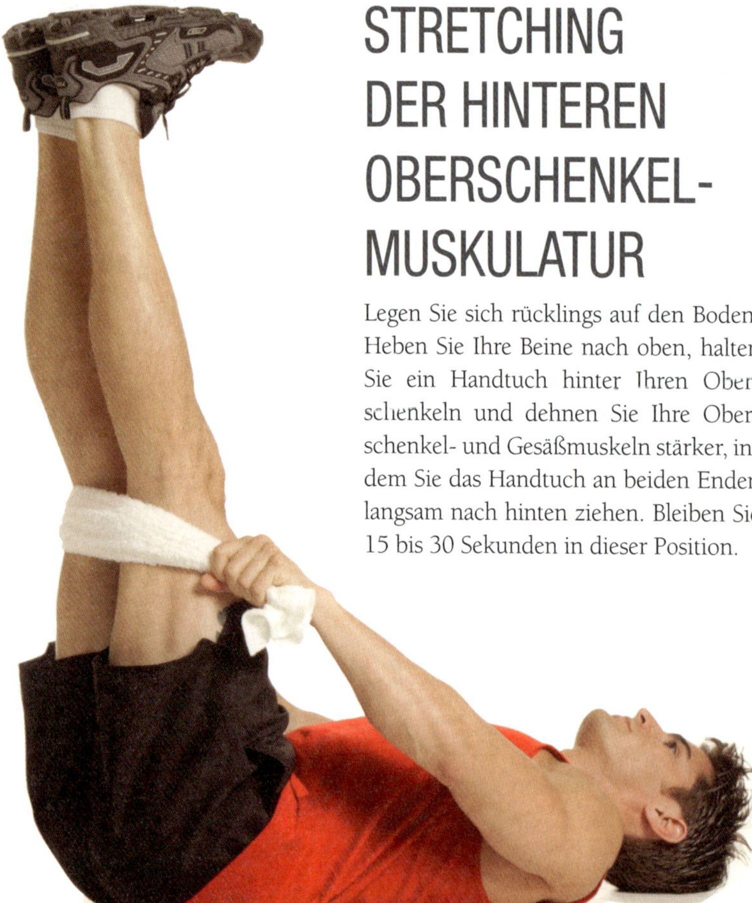

STRETCHING DER HINTEREN OBERSCHENKEL-MUSKULATUR

Legen Sie sich rücklings auf den Boden. Heben Sie Ihre Beine nach oben, halten Sie ein Handtuch hinter Ihren Oberschenkeln und dehnen Sie Ihre Oberschenkel- und Gesäßmuskeln stärker, indem Sie das Handtuch an beiden Enden langsam nach hinten ziehen. Bleiben Sie 15 bis 30 Sekunden in dieser Position.

BRUST- UND SCHULTER-STRETCHING

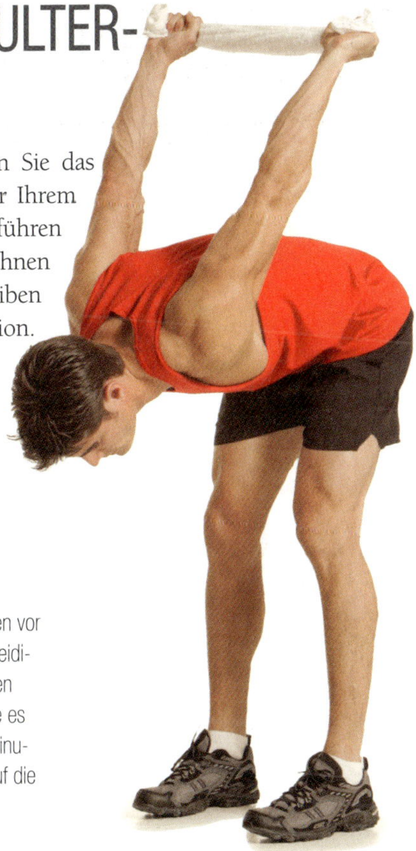

Stellen Sie sich jetzt hin und halten Sie das Handtuch mit beiden Händen hinter Ihrem Rücken. Beugen Sie sich nach vorne, führen Sie Ihre Arme dabei nach oben und dehnen Sie langsam Brust und Schultern. Bleiben Sie 15 bis 30 Sekunden in dieser Position.

WARME MUSKELN ARBEITEN BESSER

Kalte Muskeln sind steif. Durch leichte Übungen vor dem Stretching werden Ihre Muskeln geschmeidiger, sodass Sie mehr vom Stretching profitieren und Muskelzerrungen vorbeugen. Machen Sie es sich einfach – gehen oder joggen Sie zehn Minuten in langsamem Tempo, um Ihre Muskeln auf die Übungen vorzubereiten.

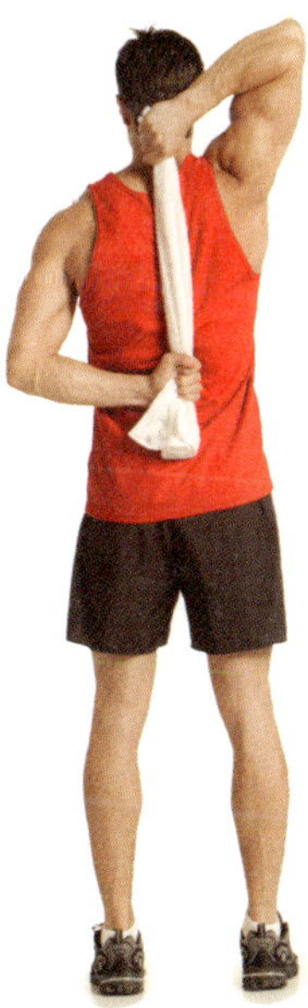

TRIZEPS-STRETCHING

Halten Sie abschließend ein Handtuchende mit der rechten Hand fest und heben Sie Ihren Arm über Ihre rechte Schulter, sodass das Handtuch an Ihrem Rücken herunterhängt. Umfassen Sie dann mit Ihrer linken Hand das andere Handtuchende. Ziehen Sie das Handtuch sanft nach unten, um Trizeps und Rückenmuskulatur stärker zu dehnen. Bleiben Sie 15 bis 30 Sekunden in dieser Position und wechseln Sie dann die Seite.

LIEGENDES STRETCHING DES ILIOTIBIAL-BANDES

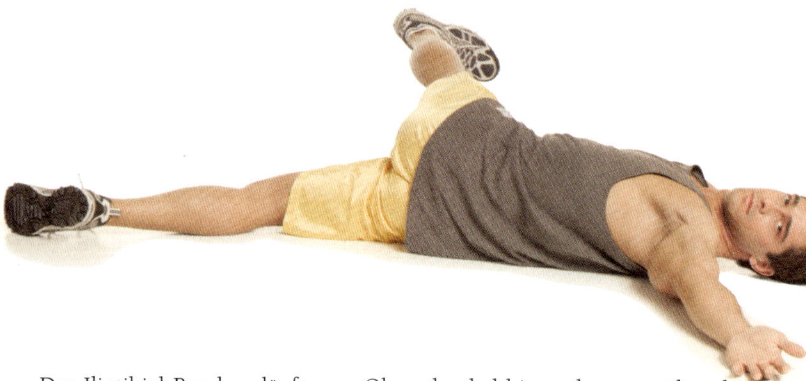

Das Iliotibial-Band verläuft vom Oberschenkel bis nach unten über das Knie. Es hilft, das Knie beim Gehen und Laufen zu stabilisieren. Mit unserer Stretching-Übung können Sie Verletzungen in diesem Bereich vorbeugen. Legen Sie sich auf den Rücken. Halten Sie Ihr linkes Bein gerade und heben Sie es seitlich über Ihren Körper. Bleiben Sie zehn Sekunden in dieser Position und wiederholen Sie die Übung dann mit dem anderen Bein.

SEIEN SIE FLEXIBEL

Die allgemeine Beweglichkeit ist das Fitness-Element, das sich am einfachsten entwickeln lässt. Für das Flexibilitätstraining gilt das Gleiche wie für alle anderen Trainingsarten: Verbesserungen werden erzielt, indem die Muskeln durch verschiedene, kontrolliert und systematisch ausgeführte Bewegungsabläufe stärker beansprucht werden als gewöhnlich. Es reicht völlig, wenn Sie etwa zehn Minuten zusätzlich Ihre Flexibilität trainieren.

MODIFIZIERTER HÜRDENSITZ

Setzen Sie sich auf den Boden. Strecken Sie Ihr linkes Bein aus und legen Sie Ihren rechten Fuß an Ihren linken Oberschenkel. Beugen Sie sich nach vorne zu Ihrem linken Knie und bleiben Sie zehn Sekunden in dieser Position. Wiederholen Sie die Übung mit Ihrem rechten Bein.

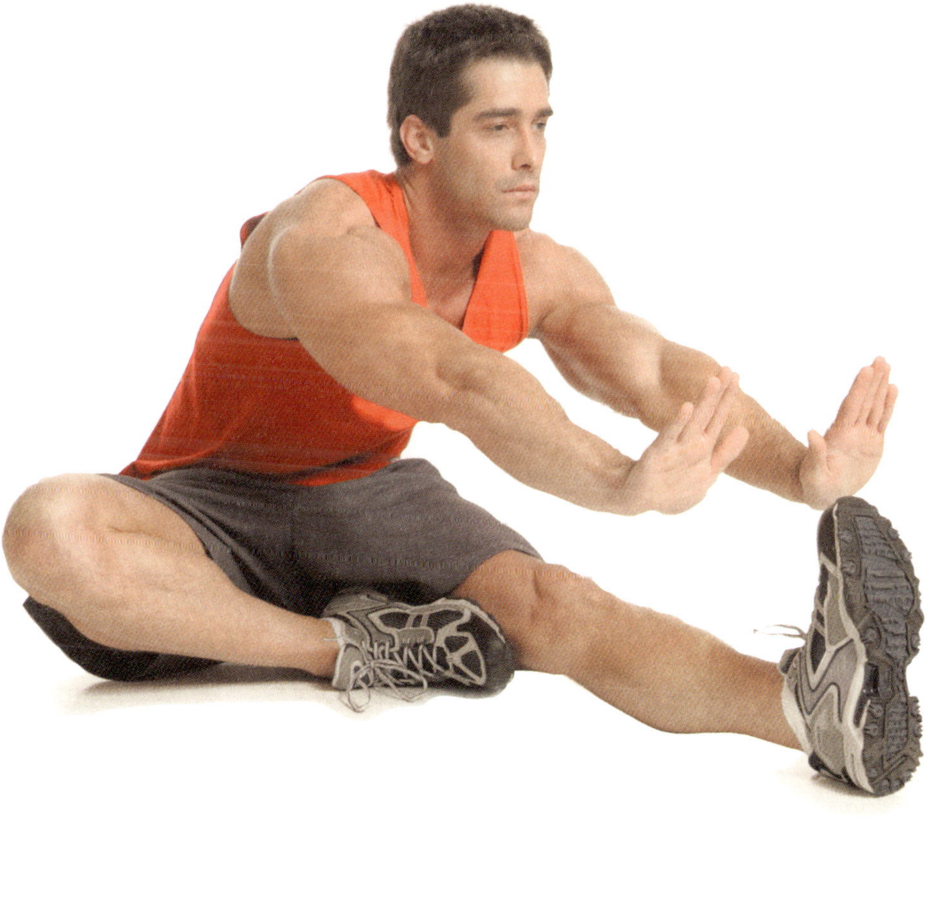

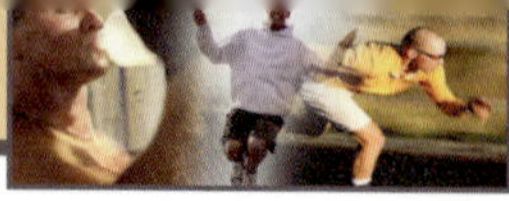

LEISTEN-STRETCHING

Setzen Sie sich so auf den Boden, dass Ihre Fußsohlen sich berühren. Umfassen Sie Ihre Fußgelenke mit den Händen und drücken Sie Ihre Knie sanft mit den Ellenbogen nach unten. Bleiben Sie zehn Sekunden in dieser Position.

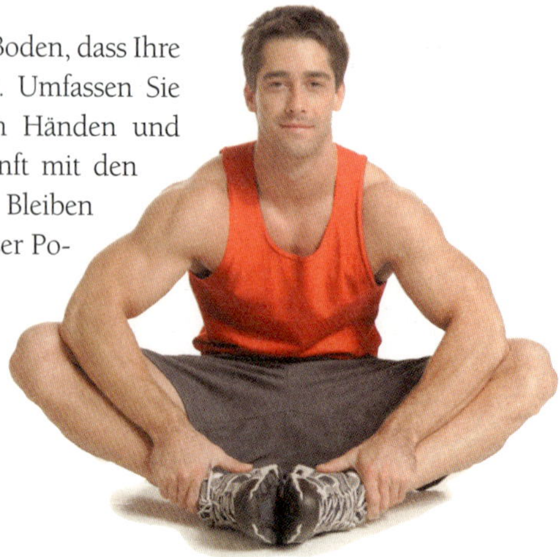

WADEN-STRETCHING

Stellen Sie sich aufrecht hin, machen Sie mit dem linken Bein einen Schritt nach vorne (rund 60 cm) und beugen Sie Ihr rechtes Knie. Beugen Sie sich dann in der Taille nach vorne, greifen Sie nach Ihrer linken Fußspitze und ziehen Sie diese sanft nach oben. Bleiben Sie zehn Sekunden in dieser Position, wechseln Sie dann die Seite und wiederholen Sie die Übung.

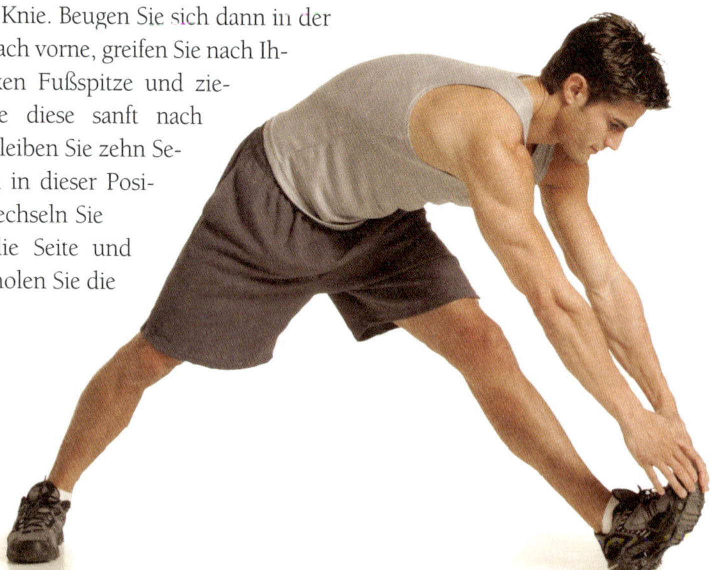

Flexibilität für den ganzen Körper

Das Training der Flexibilität ist nicht automatisch gleichbedeutend mit Stretching, Yoga und innerem Frieden. Es kann auch mit Schweiß, Stöhnen und hartem Training einhergehen. Die folgenden Übungen dehnen und fordern Ihre Muskeln in idealer Weise, dass Sie davon auch im Alltag profitieren werden – und wenn es nur darum geht, den alten Motor-Rasenmäher anzulassen. Führen Sie die Übungen in Form eines Zirkeltrainings durch – ein Satz nach dem anderen in möglichst rascher Abfolge. Absolvieren Sie vier bis fünf Zirkel und machen Sie dabei jeweils 20 Wiederholungen von jeder Übung. Zwei bis drei Zirkel sind ein gutes Aufwärmprogramm vor dem Sport oder vor einem Gewichte-Workout.

SEITENDREHUNG

Zielbereiche: Schultern, Bauchmuskeln, Obliquus-Muskeln, Gesäßmuskeln, Waden, Fußgelenke

Heben Sie Ihren rechten Arm so hoch wie möglich über Ihre Schulter und drehen Sie Ihren Oberkörper um 90 Grad nach links. Ihre rechte Ferse löst sich dabei vom Boden. Anschließend führen Sie Ihren rechten Arm wieder nach unten, heben Ihren linken Arm und drehen sich nach rechts.

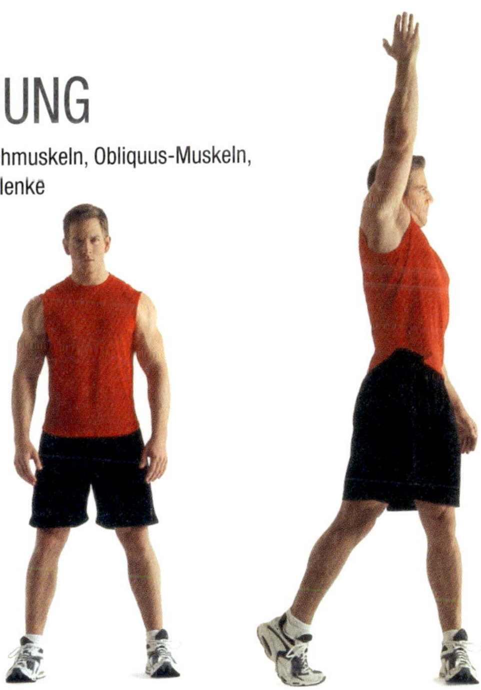

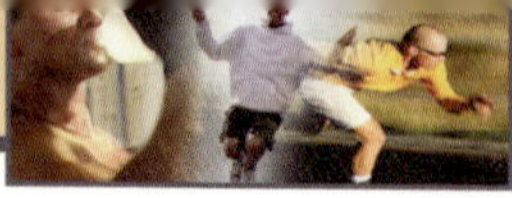

ABWECHSELNDES AUFRECHTRUDERN

Zielbereiche: Unterer Rückenbereich, Brust, Obliquus-Muskeln

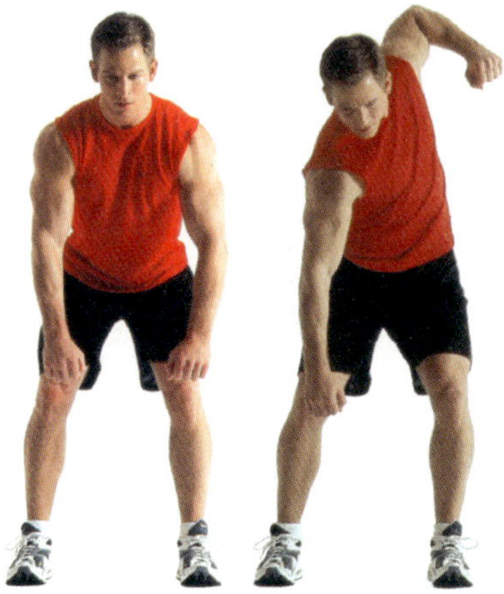

Beugen Sie sich in den Hüften nach vorne, bis Ihr Oberkörper etwa in einem 30-Grad-Winkel steht. Blicken Sie zum Boden und lassen Sie Ihre Arme gerade nach unten hängen. Heben Sie dann Ihren linken Ellenbogen so hoch wie möglich, als wollten Sie einen Rasenmäher starten. Führen Sie den Arm anschließend wieder nach unten und heben Sie dabei Ihren rechten Arm auf die gleiche Weise.

SEITLICHER AUSFALLSCHRITT

Zielbereiche: Unterer Rückenbereich, Gesäßmuskeln, hintere Oberschenkelmuskulatur

Machen Sie mit dem linken Bein einen seitlichen Ausfallschritt; Ihre Fußspitze zeigt dabei nach vorne. Winkeln Sie Ihr linkes Knie um etwa 20 Grad an und beugen Sie sich vor, um Ihre linke Fußspitze mit den Fingerspitzen beider Hände zu berühren. Kehren Sie dann wieder in die Ausgangsposition zurück und heben Sie beide Hände so hoch wie möglich über Ihren Kopf. Wiederholen Sie die Übung dann zur rechten Seite.
Der gesamte Bewegungsablauf entspricht einer Wiederholung.

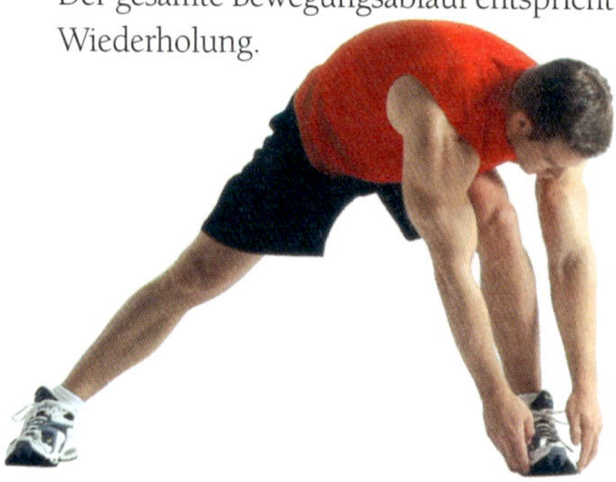

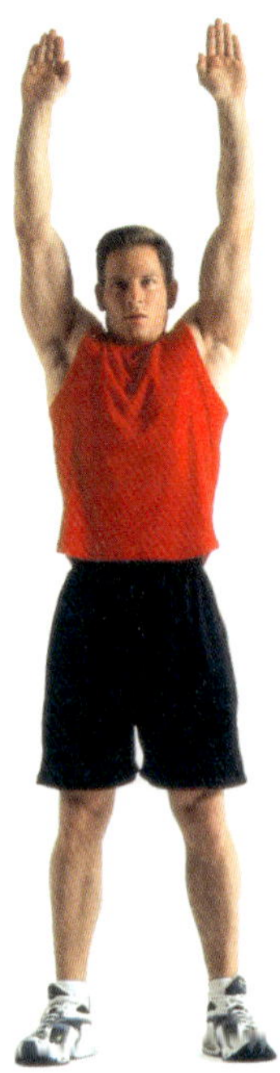

TEIL II:
Ultimative Workouts

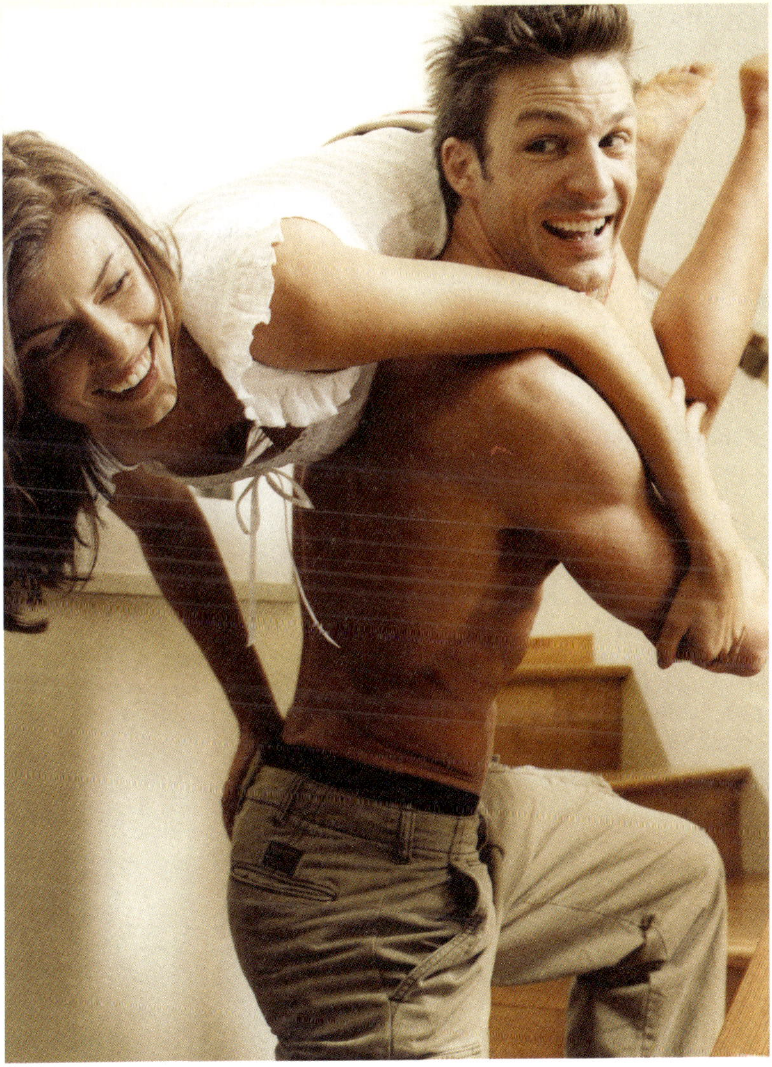

DAS 15-MINUTEN-WORKOUT

Jetzt wird's extrem

Vermutlich werden Sie das folgende, aus drei Schritten bestehende Programm anfangs noch nicht in 15 Minuten absolvieren können – bis Sie das schaffen, vergehen eventuell einige Wochen. Wenn Sie dann aber so weit sind, dürfen Sie die Übungen auch gerne mit Gewichten durchführen, um das Training noch etwas schwieriger zu gestalten. Versuchen Sie außerdem, die Bewegungswinkel zu variieren, oder denken Sie sich eigene Übungen aus, in denen Sie die hier beschriebenen Techniken anwenden. Sie sollten dieses Workout drei Tage hintereinander machen, dann einen Tag Pause, danach noch einmal zwei Tage und anschließend zwei Tage Pause.

EINBEINIGER EXTREM-SQUAT

Zielbereiche: Quadrizeps, Glutaeus maximus
Zeit: fünf Minuten

1. Stellen Sie sich mit dem Rücken vor eine Kiste, auf die Sie Ihren rechten Fuß legen, und gehen Sie dann in die Hocke. Bleiben Sie zwei Sekunden in dieser Position und entspannen Sie sich kurz.
2. Gehen Sie jetzt noch tiefer in die Hocke und halten Sie diese Position so lange, wie Sie es schaffen. Wiederholen Sie die Bewegung, bis Ihr Bein nicht mehr mitmacht. Anschließend die Übung mit dem linken Fuß auf dem Kasten durchführen.

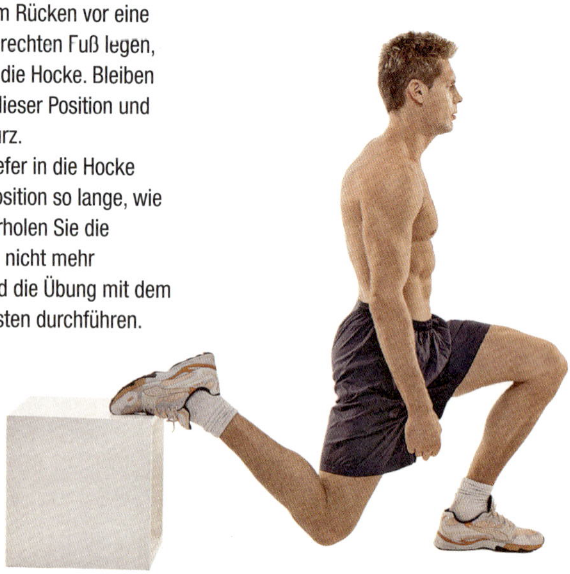

EXTREM-KLIMMZUG

Zielbereiche: Bizeps, Latissimus dorsi, Trapezmuskel
Zeit: fünf Minuten

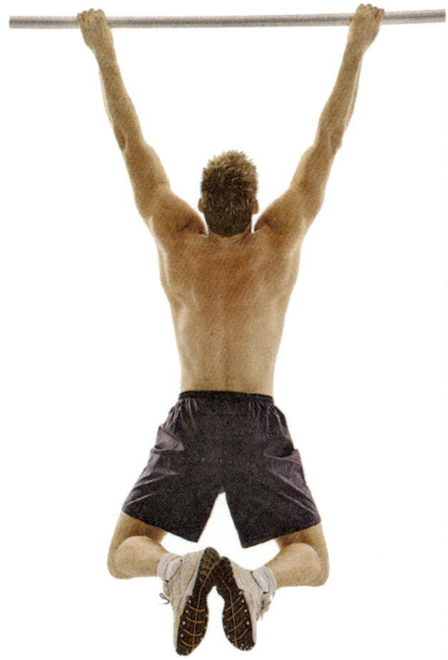

1. Hängen Sie sich mit Obergriff – Abstand zwischen den Händen etwas über Schulterbreite – zwei Sekunden lang an eine Klimmzugstange. Lassen Sie sich dann herunter und entspannen Sie kurz.
2. Hängen Sie sich jetzt so lange wie möglich an die Stange. Lassen Sie sich wieder herunter, ruhen Sie eine Minute aus und wiederholen Sie die Bewegung, bis Ihr Rücken nicht mehr mitspielt.

EXTREM-LIEGESTÜTZ

Zielbereiche: Bizeps, Latissimus dorsi, Trapezmuskel
Zeit: fünf Minuten

1. Stellen Sie zwei stabile Kisten in einem Abstand von 75 bis 90 Zentimetern auf den Boden. Gehen Sie auf den Kisten in die Liegestütz-Position und senken Sie Ihren Körper zwei Sekunden lang zwischen den Kisten herab.
2. Entspannen Sie sich und halten Sie anschließend die Liegestütz-Position so lange wie möglich. Machen Sie eine Minute Pause, führen Sie Ihren Körper nach unten und bleiben Sie in der Position. Wiederholen Sie die Übung, bis Ihr Oberkörper um Gnade fleht.

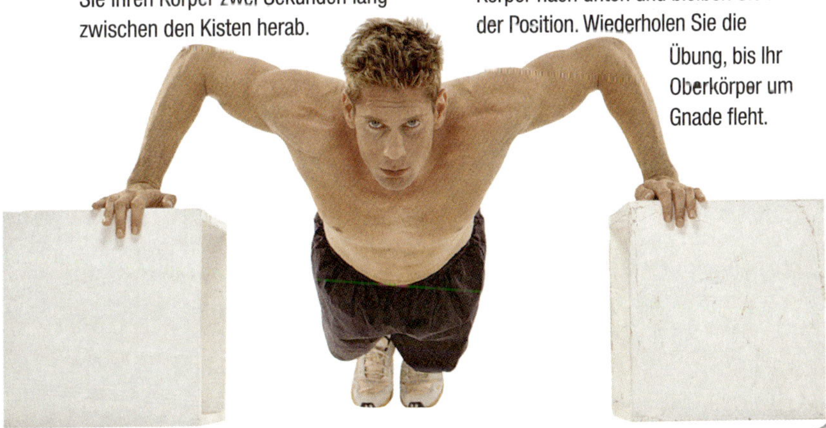

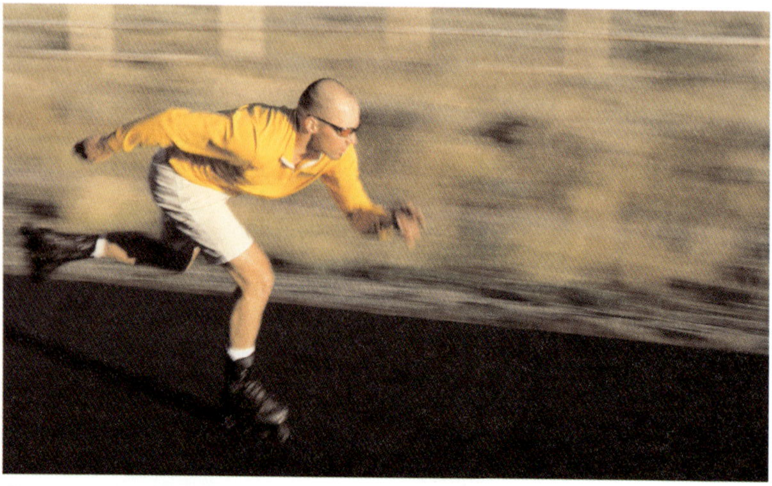

Ein starker unterer Rückenbereich und kräftige Bauchmuskeln, die ihren Oberkörper optimal stabilisieren, werden Ihnen helfen, endlich ohne Rückenschmerzen zu rollerbladen.

7-minütiges Rückentraining

Mit diesem Rückentrainingsprogramm lindern Sie nicht nur vorhandene Rückenschmerzen, sondern beugen auch zukünftigen Problemen in diesem Bereich vor. Es besteht aus einem schnellen, leichten Zirkeltraining mit insgesamt vier Übungen. Verbessern Sie die Kraft und Flexibilität Ihres Rückens, indem Sie Ausdauerbewegungen machen, die Ihre gesamte Rückenmuskulatur kräftigen. Das Ergebnis: eine starke, geschmeidige Rückenmuskulatur, die Ihren Körper bei allen Aktivitäten an jedem Ort und zu jeder Zeit stützt.

IHR WORKOUT-ZEITPLAN

Machen Sie das Workout einmal täglich. Zwischen den Rücken-Workouts benötigen Sie keine Erholungstage, da sie weniger als Krafttraining, sondern vielmehr als Ausdauertraining gedacht sind. Nebenbei stärken Sie bei täglicher Anwendung die Muskelgruppe, die Ihre Wirbelsäule stabilisiert. Führen Sie die Übungen hintereinander und ohne Pausen in Zirkelform durch.

CURL-UP

Zielbereiche: Gesamter Abdominalbereich

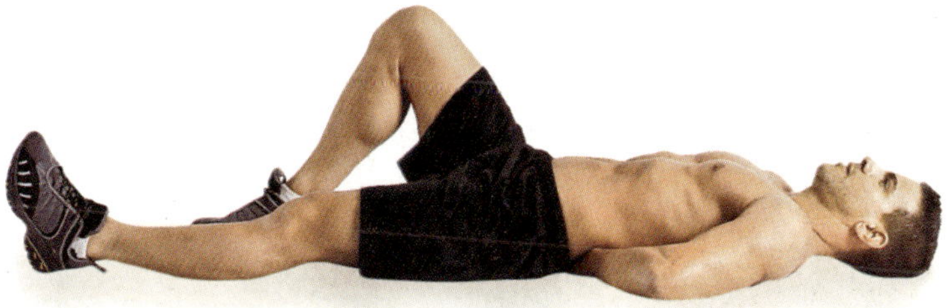

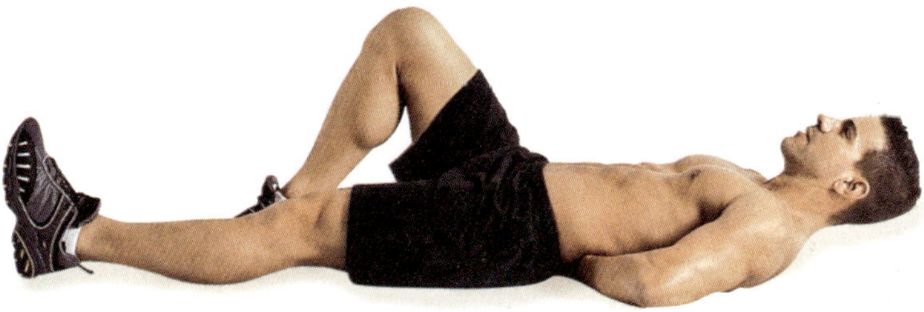

1. Legen Sie sich rücklings auf den Boden und strecken Sie Ihr linkes Bein gerade aus. Ihr rechtes Knie ist angewinkelt, der rechte Fuß steht flach auf dem Boden. Legen Sie Ihre Handflächen unter Ihrer natürlichen Rückenwölbung (drücken Sie den Rücken nicht flach nach unten) kurz über dem Gesäß auf den Boden.
2. Heben Sie Kopf und Schultern langsam vom Boden – beugen Sie dabei weder Ihren unteren Rückenbereich noch Ihre Wirbelsäule – und bleiben Sie sieben bis acht Sekunden in dieser Position. Atmen Sie dabei die ganze Zeit tief ein und aus.
3. Dieser Bewegungsablauf stellt eine Wiederholung dar. Wiederholen Sie die Übung insgesamt viermal und wechseln Sie dann Ihre Beinposition, sodass Ihr rechtes Bein ausgestreckt und Ihr linkes Bein angewinkelt ist.

TRAINER-TIPP

- Diese Übung zwingt Sie, Ihren gesamten Bauchmuskelkomplex zu beanspruchen, wobei Ihr unterer Rückenbereich seine natürliche Wölbung beibehält. Sie stärkt die Ausdauer Ihrer Muskeln, ohne die Wirbelsäule zu belasten.
- Um die Übung schwieriger zu gestalten, können Sie versuchen, Ihre Ellenbogen anzuheben, während Sie Ihren Oberkörper nach oben ziehen. Alternativ können Sie zu Beginn der Übung Ihre Bauchmuskeln anspannen und sich dann gegen diese Kraft hochziehen.

CAT-CAMEL

Zielbereiche: Trapezmuskel, Pectoralis, Rückenaufrichtmuskeln

1. Knien Sie sich hin und stützen Sie Ihre Hände in schulterbreitem Abstand auf den Boden. Lassen Sie Ihren Kopf langsam zwischen Ihren Armen nach unten sinken und drücken Sie Ihren Oberkörper so weit wie möglich nach oben; machen Sie dabei einen Rundrücken.
2. Wenn Sie den höchsten Punkt erreicht haben, führen Sie Ihren Rücken langsam nach unten, heben dabei Ihren Kopf an und strecken Ihren Nacken nach vorne und nach oben. Gleichzeitig wölben Sie Ihren unteren Rückenbereich und bewegen Ihren Bauchnabel in Richtung Boden.
3. Dieser Bewegungsablauf entspricht einer Wiederholung. Wiederholen Sie die Übung insgesamt fünf- bis achtmal.

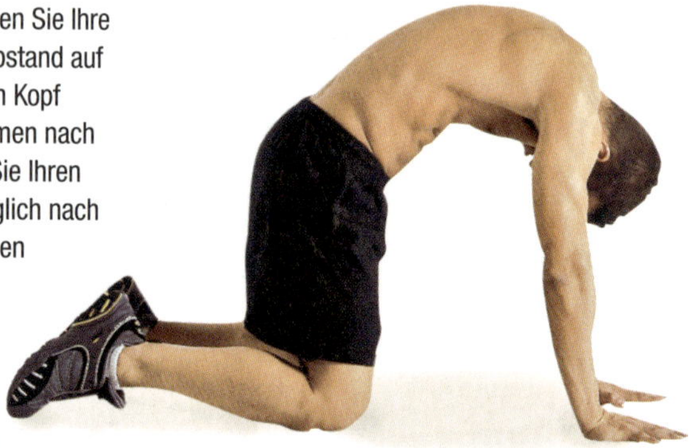

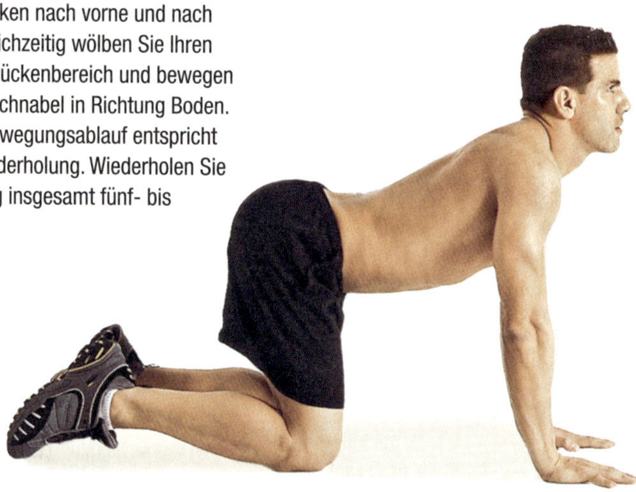

DER SCHLÜSSEL IST DIE KORREKTE HALTUNG

Ihre Wirbelsäule ist am stärksten gefährdet, wenn sie vollständig nach vorne gebeugt ist und die Form des Buchstabens C annimmt. Vermeiden Sie diese Position bei allen Übungen, die erfordern, sich vornüber zu beugen, indem Sie Ihren unteren Rückenbereich in seiner natürlichen Wölbung belassen.

SEITENBRÜCKE

Zielbereiche: Seitliche Stabilisierungsmuskeln

1. Stützen Sie sich mit ausgestreckten Beinen auf Ihren linken Unterarm und Ellenbogen. Legen Sie Ihre rechte Hand auf Ihre linke Schulter und heben Sie langsam Ihre Hüften, bis Ihr Körper von den Schultern bis zu den Knien eine gerade Linie bildet.
2. Bleiben Sie sieben bis acht Sekunden in dieser Position und atmen Sie dabei die ganze Zeit über tief ein und aus. Machen Sie vier bis fünf Wiederholungen und wechseln Sie anschließend die Seite.

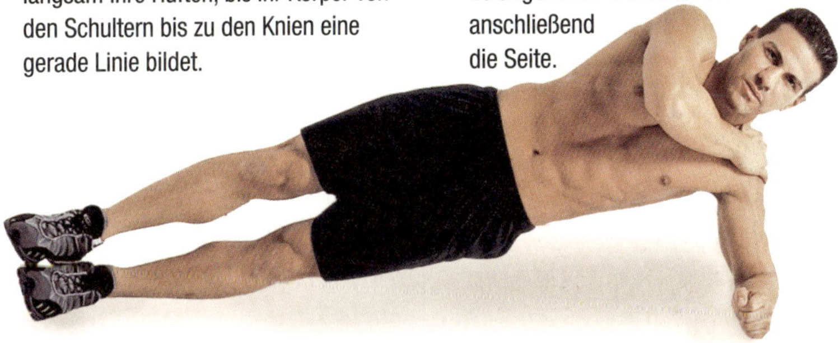

BIRD-DOG

Zielbereiche: Unterer und mittlerer Rückenstreckmuskel

1. Knien Sie sich hin und stützen Sie Ihre Handflächen in schulterbreitem Abstand auf den Boden. Heben und strecken Sie langsam gleichzeitig Ihr rechtes Bein und Ihren linken Arm. Bleiben Sie sieben bis acht Sekunden in dieser Position und atmen Sie während der gesamten Übung tief ein und aus.
2. Führen Sie Ihren Arm und Ihr Bein gerade nach unten und schieben Sie beide auf dem Boden in die Ausgangsposition zurück.
3. Dieser Bewegungsablauf entspricht einer Wiederholung. Wiederholen Sie die Übung insgesamt viermal und wechseln Sie anschließend die Seite.

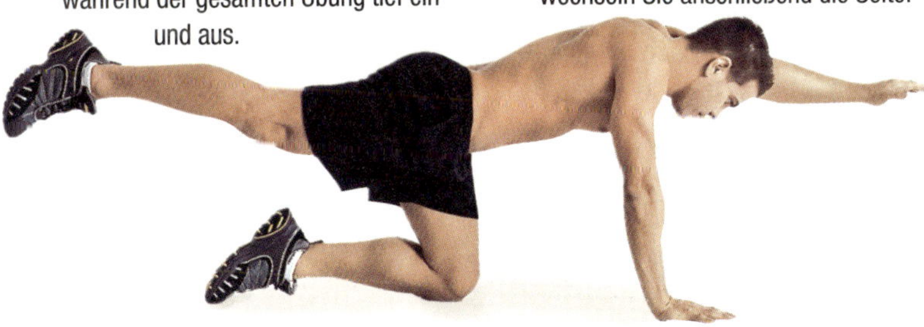

TRAINER-TIPP

Durch diese Übung werden Ihr unterer und mittlerer Rückenstreckmuskel trainiert (also die Muskeln, die Ihnen dabei helfen, sich nach hinten zu beugen), wobei Ihre Wirbelsäule nur halb so stark belastet wird wie bei konventionellen Rückenstreckübungen.

DAS 15-MINUTEN-WORKOUT

Schattenboxen für ein Waschbrett

Boxer können Ihnen bestätigen, dass starke Bauchmuskeln nicht nur gut aussehen: Angespannt schützen sie die inneren Organe vor Körpertreffern und helfen mit, den Körper von einer Seite zur anderen zu bewegen, um Schlägen auszuweichen. Mit den folgenden modifizierten Box- und Kampfsportbewegungen bauen auch Sie Killer-Bauchmuskeln auf.

AUSATMEN UND FÄUSTE BALLEN

Zielbereiche: Seitliche Stabilisierungsmuskeln
Zeit: fünf Minuten

1. Nehmen Sie die Boxerhaltung ein (ein Fuß etwas nach vorne, Hände nach oben) und stellen Sie sich vor, Sie würden gerade eine Serie von Bauchtreffern nehmen müssen.
2. Atmen Sie aus und ziehen Sie den Bauch bei jedem imaginären Schlag ein.
3. Entspannen Sie Ihre Bauchmuskeln und wiederholen Sie die Übung.

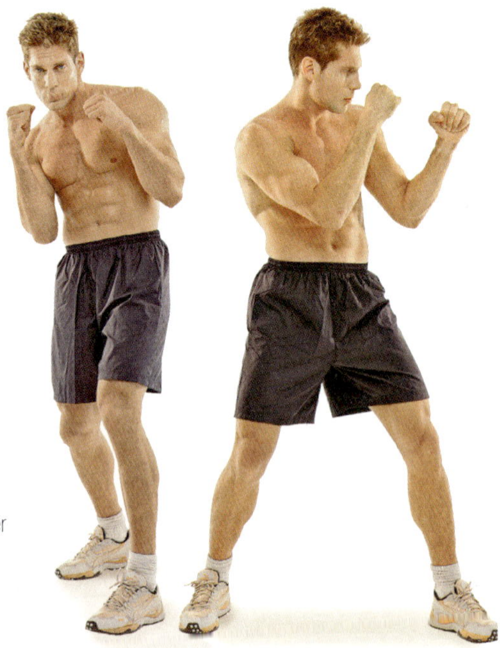

TRAINER-TIPP

Diese Übung ist ein hervorragendes Training für Ihren Transversus abdominis, also den Muskelstreifen, der Ihre inneren Organe stützt und für eine schmale Taille sorgt.

PFERDE-STELLUNG MIT TWIST

Zielbereiche: Obliquus-Muskeln, Bauchmuskeln
Zeit: fünf Minuten

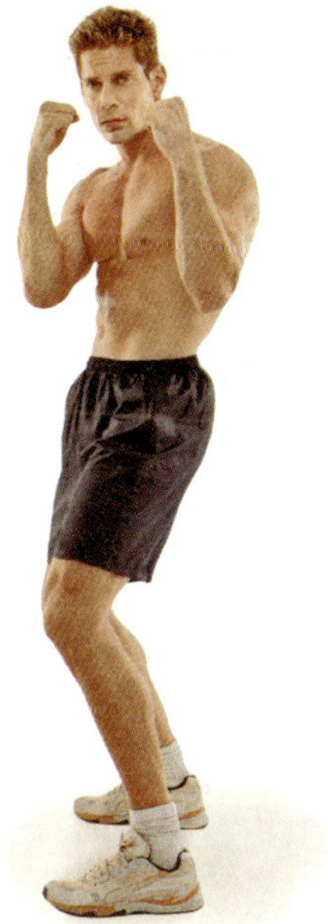

1. Nehmen Sie die Boxerhaltung ein: Abstand zwischen den Füßen etwas größer als Schulterbreite, Fußspitzen nach vorne gerichtet, Knie etwa 60 Grad angewinkelt, Rücken gerade, Bauchmuskeln angespannt, Hände nach oben.
2. Bewegen Sie Ihren Oberkörper nach links und drehen Sie sich dabei, falls nötig, auf Ihren Fußballen (die Übung sollte auf einem Boden ohne Teppich ausgeführt werden).
3. Lassen Sie den Druck auf Ihre Oberkörperseiten einwirken und wiederholen Sie die Übung dann mit Rechtsdrehung.

FAUSTSCHLÄGEN AUSWEICHEN

Zielbereiche: Obliquus-Muskeln, Bauchmuskeln
Zeit: fünf Minuten

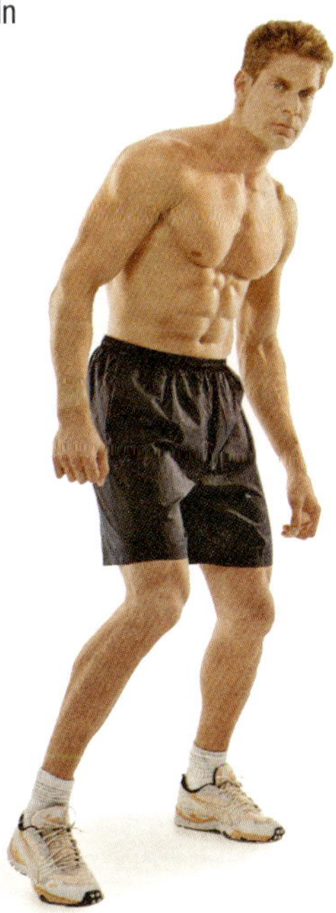

1. Nehmen Sie die gleiche Haltung ein wie in der vorigen Übung, stehen Sie dabei lediglich etwas aufrechter und halten Sie Ihre Hände seitlich am Körper.
2. Stellen Sie sich vor, dass ein Schlag von rechts direkt auf Ihre Nase gerichtet wird (oder bitten Sie eine Person Ihres Vertrauens, tatsächlich einen Schlag zu simulieren). Lehnen Sie sich gerade weit genug nach links, um dem Schlag auszuweichen. Bewegen Sie dabei ausschließlich Ihren oberen Torso.
3. Spüren Sie die Kontraktion links in Ihrer Taille? Weichen Sie jetzt einem Schlag zur anderen Seite aus.

Six-Pack-Isolierung

Die Übungen in diesem einfachen Workout zur Wampenbekämpfung sind speziell so ausgerichtet, dass zuerst die Obliquus-Muskeln beansprucht werden, um später Ihren Rectus abdominis – das Six-Pack – zu isolieren. Führen Sie dieses Workout als Zirkeltraining ohne Pausen zwischen den Übungen aus. Absolvieren Sie insgesamt drei Zirkel mit jeweils 60-sekündiger Pause zwischen den einzelnen Zirkeln.

MODIFIZIERTES RADFAHREN

Zielbereiche: Obliquus-Muskeln, Rectus abdominis

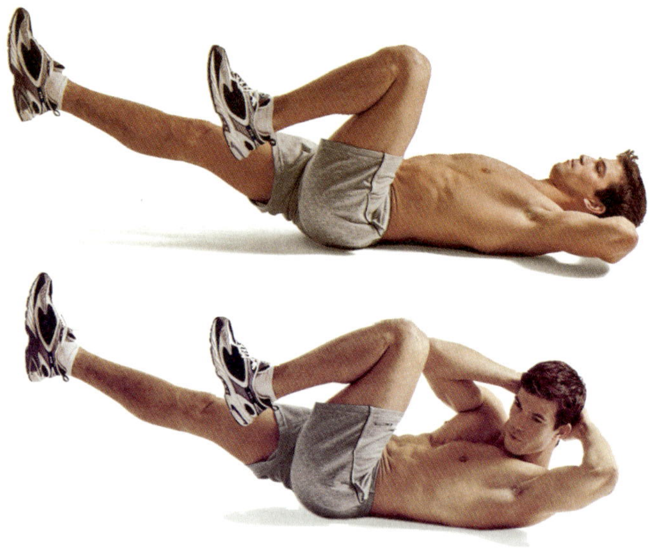

1. Legen Sie sich auf den Boden, Hände hinter dem Kopf, rechtes Bein ausgestreckt, ohne den Boden zu berühren. Beugen Sie Ihr linkes Bein, sodass das Knie in Richtung Brust gezogen wird.
2. Heben Sie Ihre Schulterblätter vom Boden, zählen Sie bis zwei und berühren Sie dann Ihr linkes Knie mit dem rechten Ellenbogen. Bleiben Sie kurz in dieser Position. Führen Sie Ellenbogen und Schulterblätter wieder auf den Boden, um dann (nachdem Sie bis zwei gezählt haben) die Übung sofort zur anderen Seite auszuführen, indem Sie jetzt bei ausgestrecktem linkem Bein Ihr rechtes Knie mit dem linken Ellenbogen berühren.
3. Machen Sie auf jeder Seite 15 Wiederholungen und führen Sie direkt anschließend einen Satz mit 30 konventionellen Crunches durch.

UMGEKEHRTER CRUNCH

Zielbereiche: Rectus abdominis

1. Legen Sie sich auf den Rücken, Arme gerade nach oben oder zwischen einen Türrahmen gestützt. Winkeln Sie Ihre Beine an und führen Sie Ihre Hacken zum Gesäß.
2. Rollen Sie Ihre Hüften nach oben und führen Sie Ihre Knie dabei in Richtung Brust. Wenn Ihr unterer Rückenbereich den Boden verlässt, strecken Sie Ihre Beine aus, sodass die Zehen zur Decke zeigen, und heben dabei Ihre Hüften an. Bleiben Sie kurz in der Position und führen Sie den Bewegungsablauf dann langsam in umgekehrter Reihenfolge aus. Machen Sie 20 Wiederholungen.

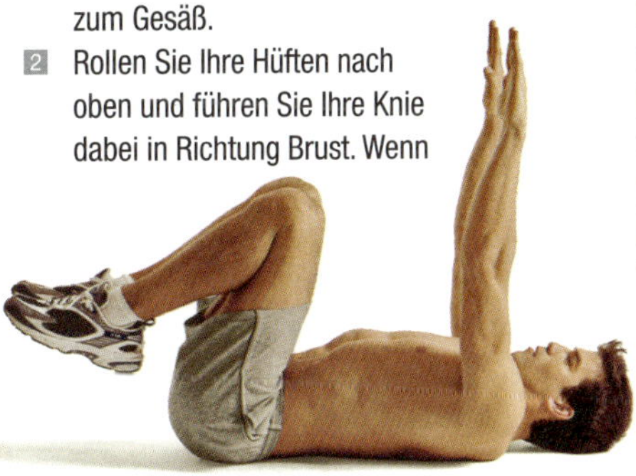

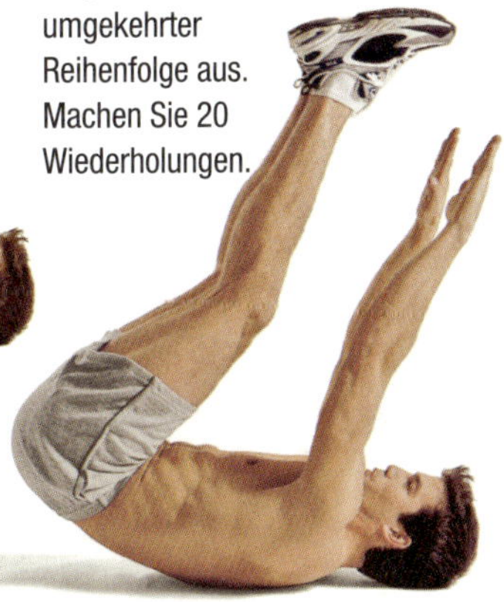

ROLL-UP

Zielbereich: Rectus abdominis

1. Legen Sie sich auf den Rücken, Beine gerade ausgestreckt und Arme am Körper.
2. Drücken Sie Ihre Fersen gegen den Boden und heben Sie Schultern und Rücken langsam an. Wenn Ihr Oberkörper senkrecht zum Boden steht, bleiben Sie kurz in der Position. Dann führen Sie Ihren Oberkörper langsam (während Sie bis fünf zählen) zum Boden zurück. Machen Sie fünf Wiederholungen.

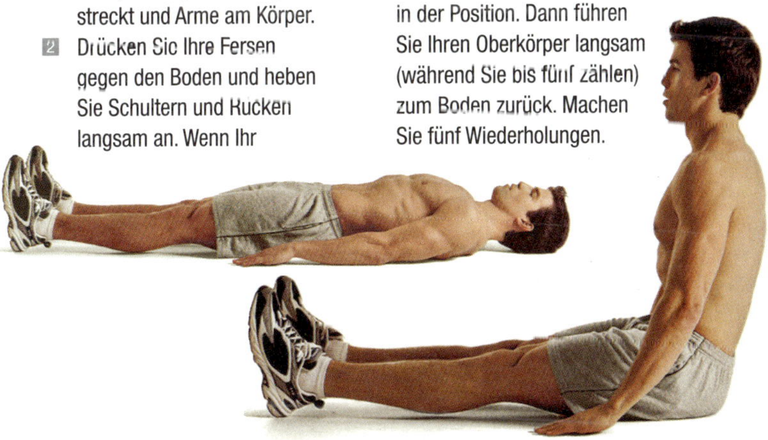

DAS 20-MINUTEN-WORKOUT

Formen Sie sich olympische Beine

Die Übungen in diesem Zirkeltraining helfen Ihnen dabei, Stärke, Flexibilität und Ausdauer für Ihre Beine zu gewinnen. Wenn Sie Anfänger sind oder länger als ein halbes Jahr nicht mehr trainiert haben, sollten Sie die Übungen als Unterkörper-Workout durchführen und, abgesehen von Ihrem eigenen Körpergewicht, keine zusätzlichen Gewichte benutzen. Wenn Sie Ihre Beine bereits wöchentlich trainieren, machen Sie diese Übungen zu Beginn Ihres Workouts, benutzen dabei aber nur leichte Gewichte – also 3-kg- oder 5-kg-Kurzhanteln. Absolvieren Sie das Workout zwei- bis dreimal pro Woche und legen Sie dazwischen jeweils mindestens einen Tag Pause ein. Je Übung drei Sätze mit jeweils 10 bis 14 Wiederholungen; bei den Step-ups 10 bis 14 Wiederholungen mit jedem Bein.

FRONTALER STEP-UP

Zielbereiche: Quadrizeps, hintere Oberschenkelmuskulatur, Gesäßmuskeln
Zeit: fünf Minuten

1. Die Step-Bank sollte so hoch sein, dass sich Ihr Oberschenkel parallel zum Boden befindet, wenn Ihr Fuß darauf steht.
2. Stellen Sie Ihren linken Fuß auf die Step-Bank und drücken Sie sich hoch, bis Ihr linkes Bein gerade ist. Ihr rechter Fuß muss nicht auf die Step-Bank gestellt werden.
3. Steigen Sie wieder herunter. Rechten Fuß zuerst, dann der linke.

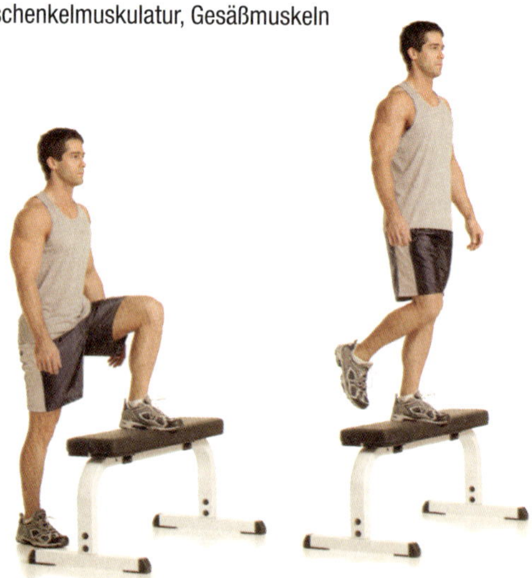

LATERALER STEP-UP

Zielbereiche: Leistenbereich, Quadrizeps, hintere Oberschenkelmuskulatur, Gesäßmuskeln, Waden
Zeit: fünf Minuten

1. Benutzen Sie eine Step-Bank, die knapp 30 Zentimeter hoch ist.
2. Führen Sie die gleichen Schritte aus wie beim frontalen Step-up, nur mit dem Unterschied, dass Sie jetzt seitlich zur Step-Bank stehen.

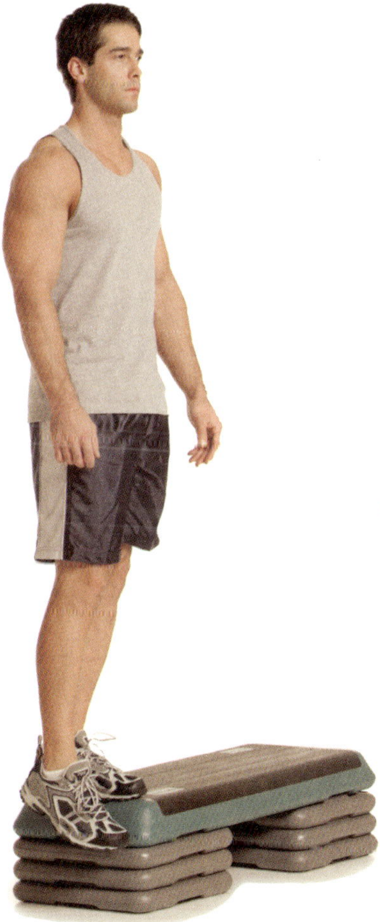

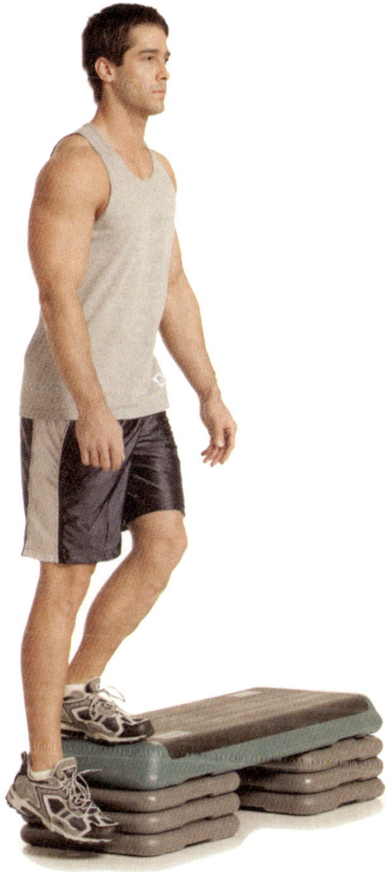

TRAINER-TIPP

Stehen Sie gerade, um die Belastung Ihres unteren Rückenbereichs und Ihrer Beine so gering wie möglich zu halten.
Achten Sie darauf, mit jedem Bein die gleiche Anzahl an Wiederholungen zu machen. Sie können die Beine entweder nach jeder Wiederholung abwechseln oder alle Wiederholungen erst mit dem einen und dann mit dem anderen Bein durchführen.

GUMMIBAND-SQUAT

Zielbereiche: Quadrizeps, hintere Oberschenkelmuskulatur, Gesäßmuskeln, äußere Oberschenkel
Zeit: fünf Minuten

1. Sie legen das Gummiband kurz über Ihren Knien an, stellen sich aufrecht hin, lassen Ihre Knie leicht gebeugt und halten Ihre Hände hinter den Kopf. Gehen Sie in die Hocke, sodass das Gummiband gedehnt wird.

2. Halten Sie Ihren Körper während des Bewegungsablaufs so gerade wie möglich, bis Ihre Oberschenkel parallel zum Boden stehen. Dann kehren Sie in die Ausgangsposition zurück.

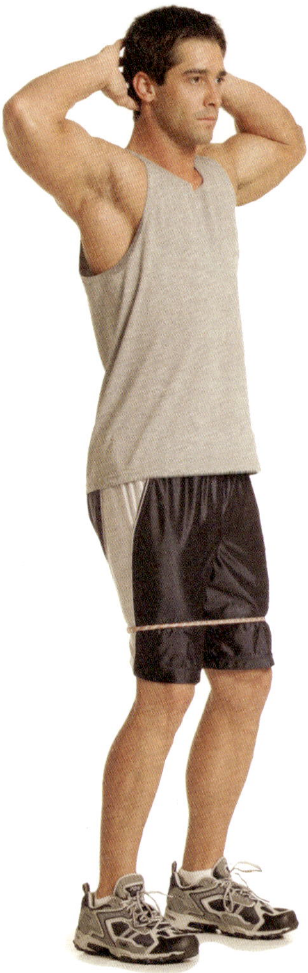

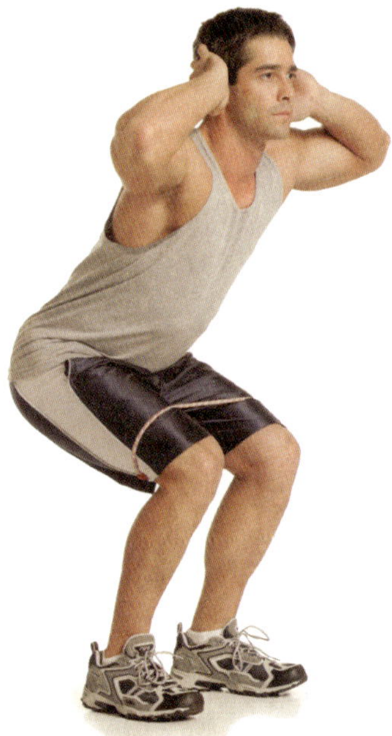

TRAINER-TIPP

Dadurch, dass Sie das Gummiband mit Ihren äußeren Oberschenkeln dehnen, werden Ihre Adduktoren (inneren Oberschenkelmuskeln) dazu gezwungen, härter zu arbeiten, um Ihren Körper zu stabilisieren.

BALL-SQUAT

Zielbereiche: Quadrizeps, hintere Oberschenkelmuskulatur, Gesäßmuskeln, innere Oberschenkel
Zeit: fünf Minuten

1. Lassen Sie Ihre Knie leicht gebeugt, halten Sie Ihre Hände hinter den Kopf und klemmen Sie einen Medizin- oder Basketball zwischen Ihre Knie.
2. Halten Sie Ihren Körper während des Bewegungsablaufs so gerade wie möglich, bis Ihre Oberschenkel parallel zum Boden stehen. Dann kehren Sie in die Ausgangsposition zurück.

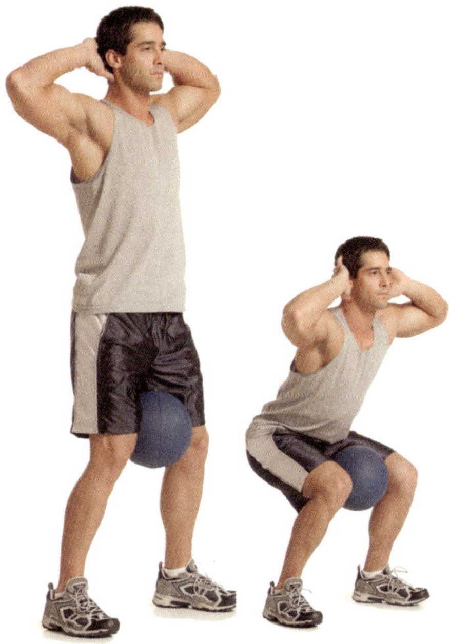

TRAINER-TIPP

Dadurch, dass Sie den Ball mit Hilfe Ihrer Adduktoren einklemmen, müssen Ihre Abduktoren (äußeren Oberschenkelmuskeln) eine Sonderschicht einlegen, um Ihnen dabei zu helfen, das Gleichgewicht zu halten.

SQUATS: DIE ULTIMATIVE POWER-BEWEGUNG

Ein Workout ohne Squats ist kein richtiges Workout. Die Hock-Übungen formen Ihren Körper und steigern die Leistungsfähigkeit. Sie sind leicht erlernbar und führen sowohl hinsichtlich der Muskelgröße als auch hinsichtlich der Muskelkraft zu schnellen und deutlichen Erfolgen. Um optimal von den Squats zu profitieren, sollten Sie versuchen, möglichst tief in die Hocke zu gehen. Der Schlüssel liegt darin, so weit nach unten zu gehen, bis Ihre Oberschenkel parallel zum Boden stehen, wobei Ihre Fersen auf dem Boden bleiben und Sie die natürliche Wölbung Ihres unteren Rückenbereichs aufrechterhalten. Je tiefer der Squat ausgeführt wird, desto schneller erfolgt der Muskelaufbau, außerdem schonen Sie Ihre Knie, die wesentlich stärker belastet werden, wenn Sie die Squat-Bewegung bereits beenden, bevor Ihre Oberschenkel parallel zum Boden stehen. Wenn Sie nicht vollständig in die Hocke gehen, fungieren Ihre Knie als Bremsen – und Sie wissen, was mit Bremsen geschieht: Sie verschleißen.

DAS 20-MINUTEN-WORKOUT

Beach-Training für Ihren Unterkörper

Wenn Sie das nächste Mal an den Strand gehen, können Sie ein hervorragendes Workout für Ihren Unterkörper machen, bevor Sie sich in die Wellen stürzen oder ein Sonnenbad nehmen. Wie? Das Geheimnis steht im Sand geschrieben. Sand bietet weniger Stabilität, sodass selbst die einfachsten Bewegungen wesentlich schwieriger werden. Trainieren Sie aber nicht auf dem feuchten Sand in der Nähe des Wassers, denn der ist zu hart für Ihre Fußknöchel. Suchen Sie sich lieber eine möglichst ebene Stelle mit weichem Sand, ziehen Sie Ihre Schuhe aus und machen Sie von jeder Übung zwei Sätze mit jeweils einer Minute Pause zwischen den einzelnen Übungen. Wiederholen Sie anschließend den gesamten Zirkel.

SHUTTLE-RUN

Zielbereiche: Quadrizeps, Waden, hintere Oberschenkelmuskulatur, Gesäßmuskeln
Zeit: fünf Minuten

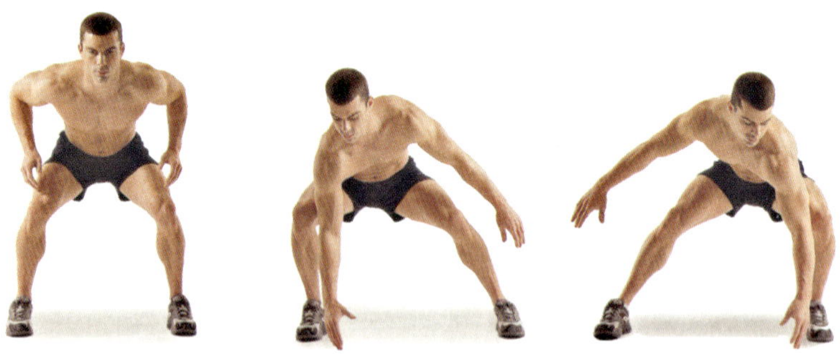

1 Ziehen Sie im Sand drei parallele Linien mit einem Abstand von jeweils knapp fünf Metern. Stellen Sie sich mit gespreizten Beinen über die mittlere Linie, Knie leicht gebeugt, Arme angewinkelt.

2 Rennen Sie zu der Linie auf der rechten Seite und beugen Sie dort Ihre Knie, um die Linie mit Ihrer rechten Hand zu berühren. Rennen Sie dann nach links und berühren Sie die äußere Linie mit Ihrer linken Hand.

SANDSPRINGEN

Zielbereiche: Quadrizeps, Waden, hintere Oberschenkelmuskulatur, Gesäßmuskeln
Zeit: fünf Minuten

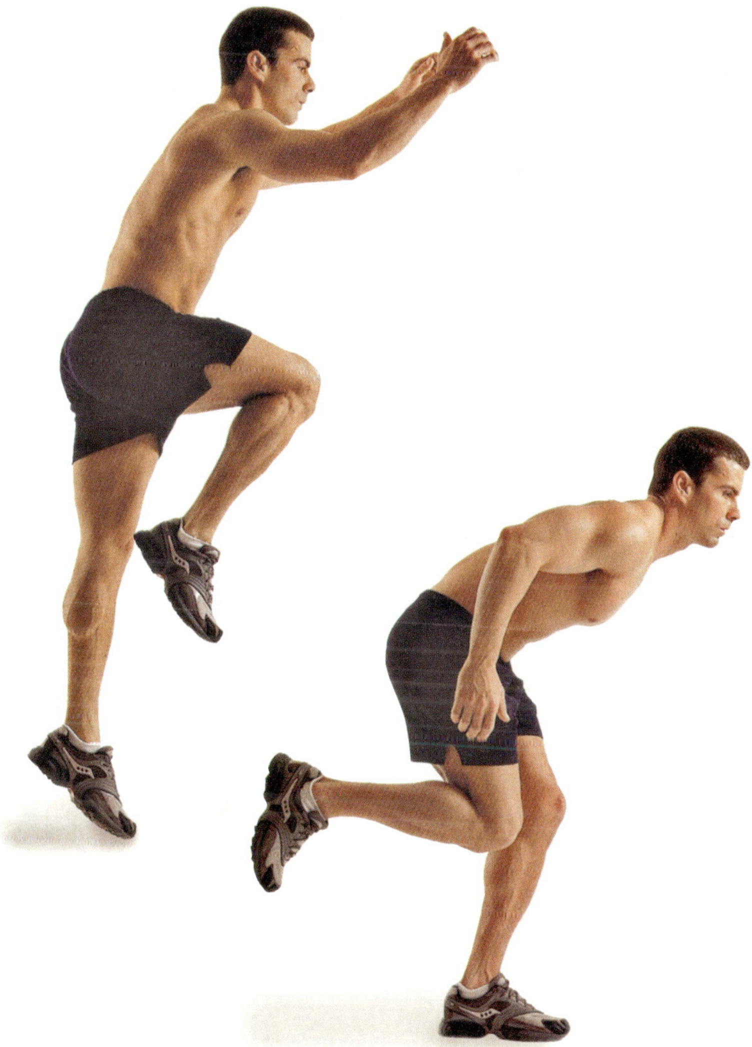

1. Springen Sie auf einem Fuß nach vorne und landen Sie auf demselben Fuß.
2. Versuchen Sie, so hoch wie möglich zu springen, indem Sie Ihr Knie hochschwingen, während Sie sich mit dem anderen Fuß abstoßen. Machen Sie fünf Sprünge mit jedem Bein.

SQUAT-JUMP

Zielbereiche: Quadrizeps, Waden, hintere Oberschenkelmuskulatur, Gesäßmuskeln
Zeit: fünf Minuten

1. Stellen Sie sich aufrecht hin, Abstand zwischen den Füßen etwas über Schulterbreite, Hände hinter dem Kopf verschränkt.
2. Gehen Sie so weit in die Hocke, dass Ihre Oberschenkel mindestens parallel zum Boden stehen, und springen Sie dann so hoch wie möglich.
3. Landen Sie direkt in der Hocke und springen Sie unmittelbar wieder hoch, ohne eine Pause einzulegen. Machen Sie insgesamt fünf Wiederholungen.

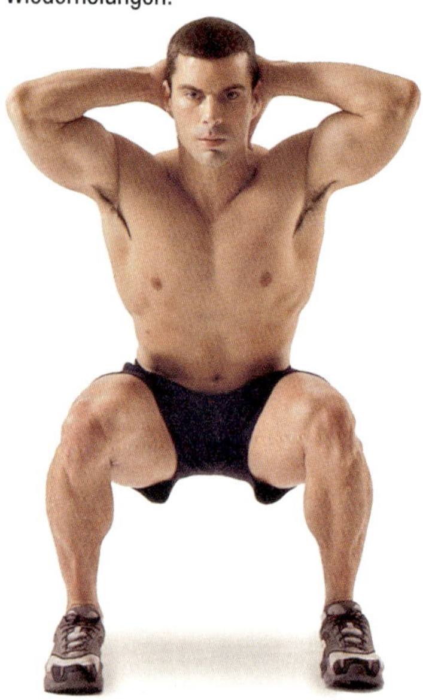

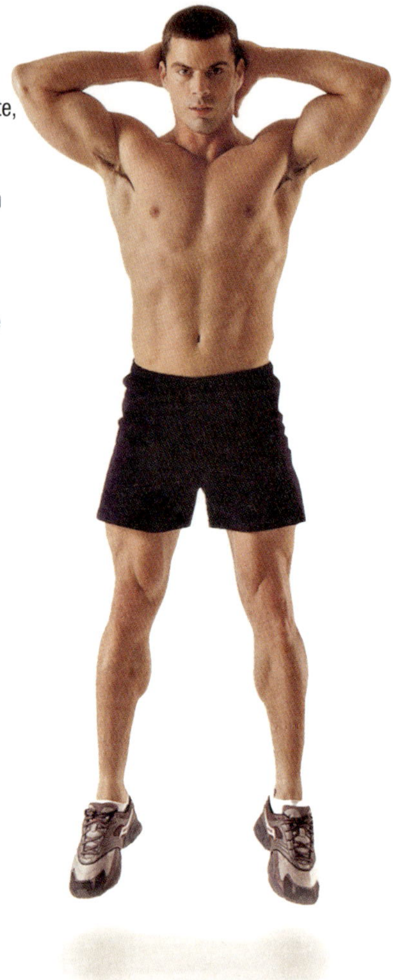

TRAINER-TIPP

Haben Sie keinen Strand in der Nähe? Sie können das Workout auch an einem anderen Ort durchführen, achten Sie aber immer darauf, Ihre Knie zu schonen. Versuchen Sie es auf einem Teppich oder einer gepolsterten Oberfläche, ein Aerobic-Studio mit Holzfußboden wäre ebenfalls ideal dafür geeignet.

SPRINGEN UND STOPPEN

Zielbereiche: Quadrizeps, Waden, hintere Oberschenkelmuskulatur, Gesäßmuskeln
Zeit: fünf Minuten

1 Stellen Sie sich aufrecht hin, Abstand zwischen den Füßen etwas über Schulterbreite, Hände neben Ihren Oberschenkeln.

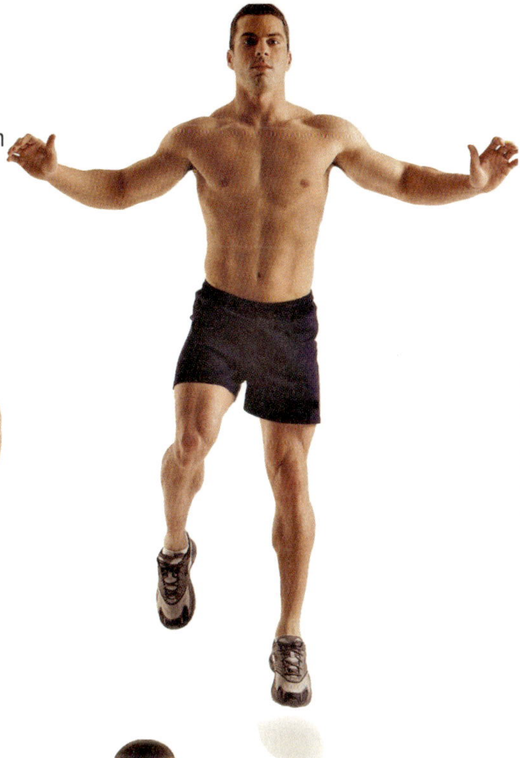

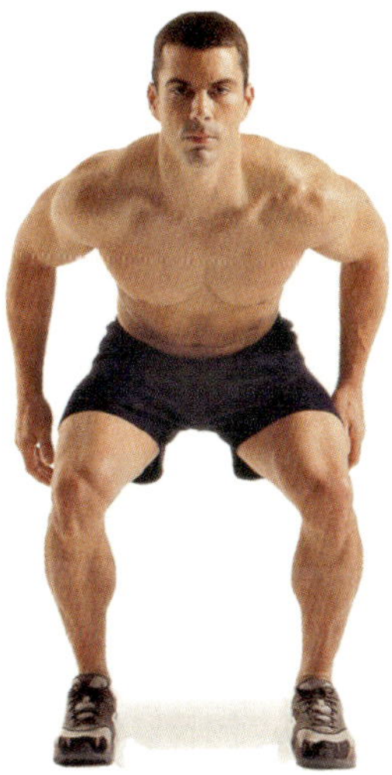

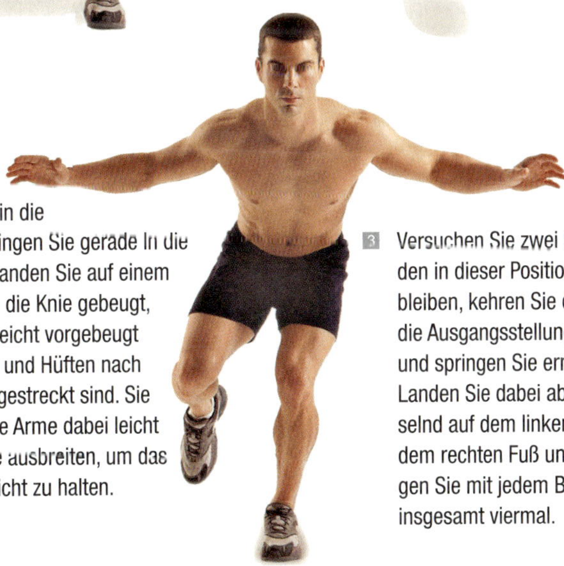

2 Gehen Sie in die Hocke, springen Sie gerade in die Höhe und landen Sie auf einem Fuß, wobei die Knie gebeugt, Schultern leicht vorgebeugt und Gesäß und Hüften nach hinten ausgestreckt sind. Sie können Ihre Arme dabei leicht nach vorne ausbreiten, um das Gleichgewicht zu halten.

3 Versuchen Sie zwei Sekunden in dieser Position zu bleiben, kehren Sie dann in die Ausgangsstellung zurück und springen Sie erneut. Landen Sie dabei abwechselnd auf dem linken und dem rechten Fuß und springen Sie mit jedem Bein insgesamt viermal.

Balanceakt

Ausdauertraining für Ihren Unterkörper

Um in Ihrer Lieblingssportart richtig gute Leistungen zu bringen, benötigen Sie Balance, Ausdauer und Kraft. Egal, ob Sie über den Fußballplatz rennen oder beim Tennis versuchen, einen eigentlich unmöglichen Ball zu erwischen – die Fähigkeiten, auf einem Bein das Gleichgewicht zu halten, abrupt die Laufrichtung zu wechseln und in Sekundenschnelle anzutreten oder abzustoppen, sind auf jeden Fall von größter Bedeutung. Mit dem folgenden Zirkeltraining verbessern Sie Ihren Gleichgewichtssinn und Ihren Antritt. Wärmen Sie sich zuerst einige Minuten lang auf und führen Sie dann die Übungen durch; erholen Sie sich nach jeder Übung nur eine Minute.

EINBEINIGER BALANCE-SQUAT

Zielbereiche: Quadrizeps, Gesäßmuskeln

1. Stellen Sie sich auf einen Block oder auf eine Step-Bank (anfangs mit einer Höhe von rund 15 Zentimetern) und lassen Sie einen Fuß von der Kante herunterhängen.
2. Beugen Sie das Knie Ihres Standbeins, bis der Fuß Ihres anderen Beins leicht den Boden berührt. Bleiben Sie drei bis fünf Sekunden in dieser Position und stehen Sie dann wieder mit beiden Füßen auf dem Block.

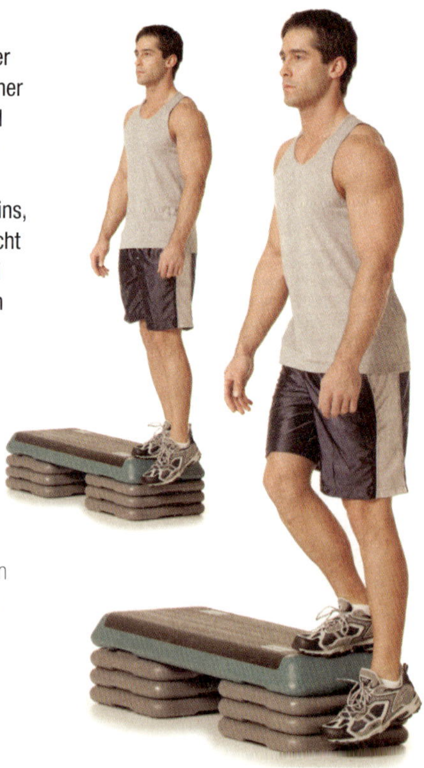

TRAINER-TIPP

Wenn Sie mühelos 20 Wiederholungen schaffen, ist es an der Zeit, die Übung schwieriger zu gestalten. Trainieren Sie von nun an mit einem höheren Block (oder Step-Bank), um Ihre Balance, Ausdauer und Koordination weiter zu verbessern.

EINBEINIGER SKI-SQUAT

Zielbereiche: Quadrizeps, Gesäßmuskeln

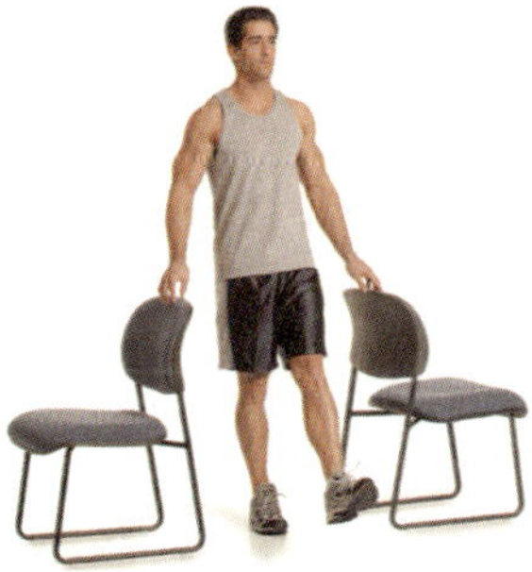

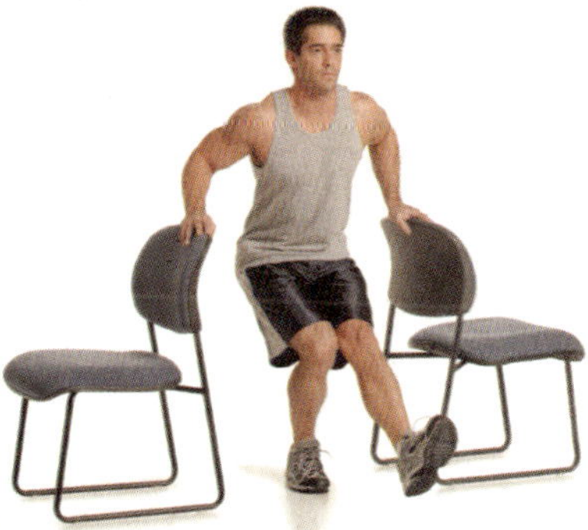

1. Stellen Sie sich auf ein Bein, das andere Bein ist vor Ihrem Körper angehoben, die Ferse etwa 15 Zentimeter über dem Boden.
2. Gehen Sie in die Hocke, bis der Oberschenkel Ihres Standbeins fast parallel zum Boden steht. Machen Sie zehn Wiederholungen und anschließend eine Pause von 15 Sekunden.

TRAINER-TIPP

Wenn es Ihnen schwer fällt, das Gleichgewicht zu halten, können Sie sich an zwei stabilen Stühlen abstützen, bis Ihnen die Bewegung keine Probleme mehr bereitet.

ZWEIBEINIGER SKI-SQUAT

Zielbereiche: Quadrizeps, Gesäßmuskeln

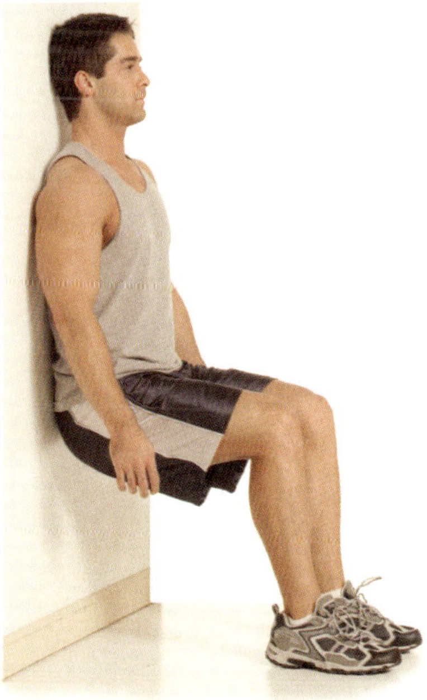

1. Lehnen Sie sich an eine Wand, Abstand der Füße zur Wand etwa 60 Zentimeter, schulterbreiter Abstand zwischen den Füßen.
2. Beugen Sie Ihre Knie leicht und bleiben Sie fünf bis zehn Sekunden in dieser Position. Gehen Sie anschließend noch tiefer und bleiben Sie wieder in der Position.
3. Gehen Sie insgesamt in fünf verschiedene Positionen, bis Sie in der tiefstmöglichen Hocke sind, ohne das Gleichgewicht zu verlieren. Verwenden Sie bis zu 30 Sekunden auf jede Position.

Isoexplosion

2 Power-Übungen für Ihren gesamten Körper

Sie leben in der realen Welt – wo Ihnen auch mal das eine oder andere Workout durch die Lappen gehen wird. Aber immer wenn Sie weder Ihre Sporttasche zur Hand noch ein Fitness-Studio in der Nähe haben, können Sie auf isoexplosives Training setzen. Sie nutzen dabei nur Ihr eigenes Körpergewicht und können trainieren, wenn Sie unterwegs sind, im Büro festsitzen oder einfach Ihre Hanteln nicht finden können. Die folgenden beiden Übungen, die Ihren gesamten Körper intensiv fordern, lassen sich jederzeit und überall durchführen. Machen Sie abwechselnd vier bis fünf Sätze mit jeweils sechs bis acht Wiederholungen. Zwischen den einzelnen Sätzen sollten Sie eine Pause von 30 Sekunden einlegen.

ISOEXPLOSIVER LIEGESTÜTZ

Zielbereiche: Brust, Trizeps, Schultern, Bauchmuskeln

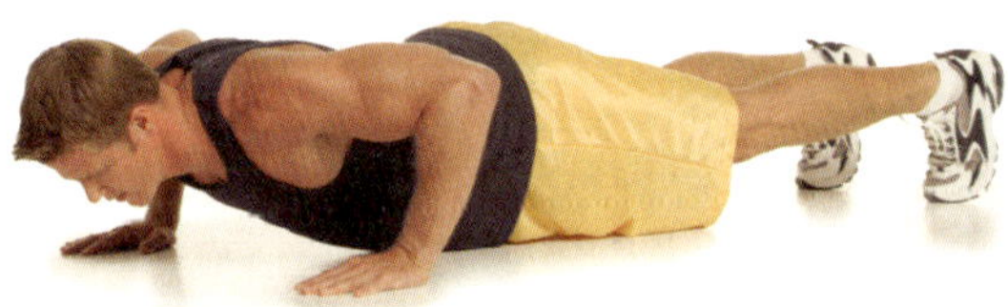

1. Gehen Sie in die Liegestütz-Position, Abstand zwischen den Händen leicht über Schulterbreite. Ihr Körper sollte von den Schultern bis zu den Fußknöcheln eine gerade Linie bilden.
2. Halten Sie Ihren Rücken gerade und führen Sie Ihren Unterkörper nach unten, bis Ihre Oberarme tiefer liegen als Ihre Ellenbogen. Bleiben Sie vier Sekunden in dieser Position.
3. Stoßen Sie sich kräftig und so hoch wie möglich ab, sodass Ihre Hände den Boden verlassen. Landen Sie auf den Händen und wiederholen Sie die Übung.

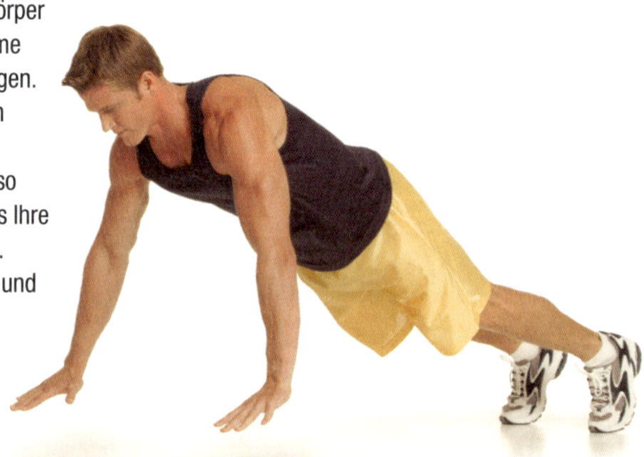

ISOEXPLOSIVER SQUAT

Zielbereiche: Quadrizeps, Gesäßmuskeln

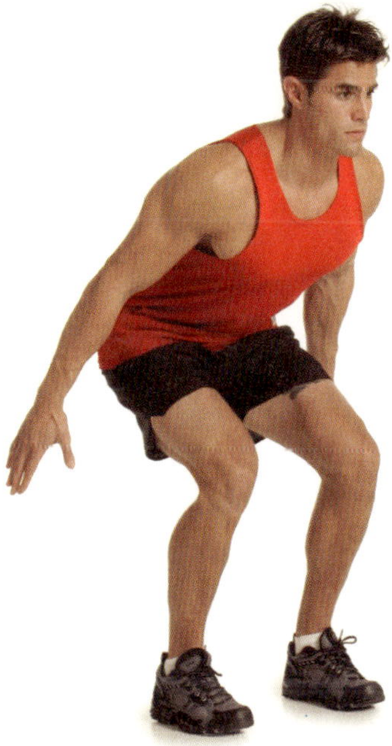

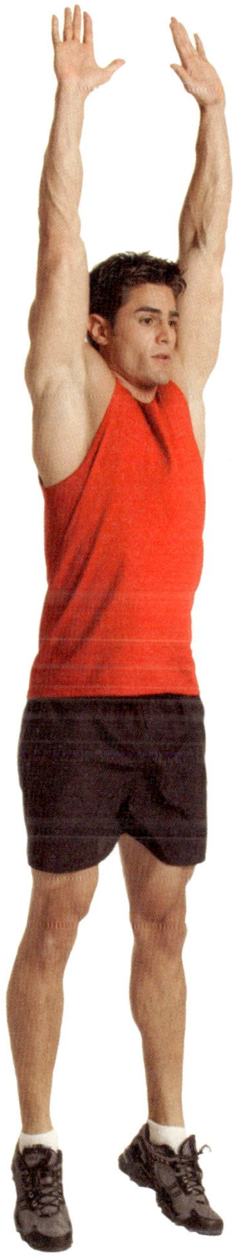

1. Stehen Sie aufrecht, beugen Sie Ihre Knie leicht und halten Sie einen schulterbreiten Abstand zwischen den Füßen.
2. Gehen Sie mit Ihrem Körper langsam tiefer, als würden Sie sich auf einen Stuhl setzen, bis Ihre Oberschenkel mindestens parallel zum Boden stehen; Ihr Rücken behält dabei seine normale Ausrichtung. Bleiben Sie vier bis fünf Sekunden in dieser Position und springen Sie dann so hoch wie möglich.

ISOEXPLOSIVE WIRKUNG

Um diese isoexplosiven Bewegungen so intensiv wie möglich zu gestalten, sollten Sie bei jeder Übung vier Sekunden in der gesenkten Position bleiben, in der Ihre Muskeln nicht elastisch sind. Wenn Sie dann explosiv hochspringen, werden Ihre Muskelfasern auch ohne Gewichte maximal beansprucht.

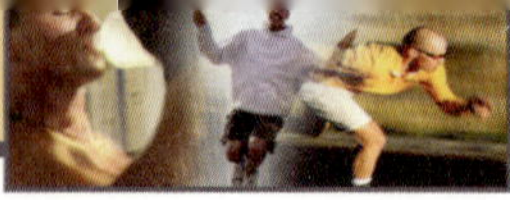

Der 22-Minuten-Plan …

Formen Sie Ihren Körper mit 16 Übungen ohne Gewichte

Sie wollen doch wieder in Form kommen, oder? Aber wer schafft es heutzutage noch in sein Sportstudio – zwischen all der Arbeit, den Geschäftsreisen und den Wochenenden, an denen die Kinder zum Fußball, zum Tanzunterricht oder ganz schnell in die Notaufnahme der Zahnklinik chauffiert werden müssen? Hier finden Sie ein umfassendes Ganzkörper-Workout, das Sie jederzeit und so gut wie überall durchführen können – im Hotelzimmer, in Ihrem häuslichen Trainingskeller, im Garten und sogar im Wohnzimmer.

Tägliches Stretching

Wärmen Sie sich täglich mit den nachfolgend genannten acht Stretching-Übungen auf, bevor Sie das Ganzkörper-Workout ausführen. Bleiben Sie dabei zehn Sekunden in jeder Position.

- Stretching des oberen Rückenbereichs (S. 22)
- Brust-Stretching (S. 23)
- Schulter- und Nacken-Stretching (S. 24)
- Stretching des hinteren Schulterbereichs (S. 25)
- Liegendes Stretching des Iliotibial-Bandes (S. 28)
- Modifizierter Hürdensitz (S. 29)
- Leisten-Stretching (S. 30)
- Waden-Stretching (S. 30)

Das Workout

Führen Sie die beiden Workouts abwechselnd durch. Machen Sie beispielsweise montags Workout A, mittwochs Workout B und freitags wieder Workout A und in der folgenden Woche montags Workout B, mittwochs Workout A und freitags erneut Workout B (siehe Tabelle auf der nächsten Seite). Wenn Sie Anfänger sind, sollten Sie in der ersten Woche mit fünf Wiederholungen pro Übung beginnen und sich dann allmählich bis auf 20 Wiederholungen steigern. Wenn Sie von jeder Übung zehn Wiederholungen schaffen, sollte das Workout acht bis zwölf Minuten dauern und das Stretching etwa zehn Minuten, sodass die Gesamtzeit für ein Workout bei rund 22 Minuten liegt.

Workout A

ÜBUNGEN	WIEDERHOLUNGEN ANFÄNGER	WIEDERHOLUNGEN FORTGESCHRITTENE	WIEDERHOLUNGEN PROFIS
Esels-Kick (S. 94)	5	10	20
Tauch-Liegestütz (S. 69)	5	10	20
Dirty Dog (S. 92)	5	10	20
Ausfallschritt (S. 90)	5	10	20
Hampelmann (S. 94)	5	10	20
Rückenstrecken (S. 74 und S. 75)	5	10	20
Weiter Liegestütz (S. 67)	5	10	20
Seitlicher Crunch (S. 86)	5	10	20
Crunch (S. 79)	5	10	20

Workout B

ÜBUNGEN	WIEDERHOLUNGEN ANFÄNGER	WIEDERHOLUNGEN FORTGESCHRITTENE	WIEDERHOLUNGEN PROFIS
Liegestütz (S. 64)	5	10	20
Crunch (S. 79)	5	10	20
Ausfallschritt (S. 90)	5	10	20
Dampfmaschine (S. 88)	5	10	20
Ellenbogen-zum-Knie-Crunch (S. 87)	5	10	20
Liegendes Beinheben (S. 76)	5	10	20
Hüftadduktion (S. 93)	5	10	20
Seitliches Beinheben (S. 91)	5	10	20
Diamanten-Liegestütz (S. 66)	5	10	20

Das Ganztags-Workout

Trainieren Sie Kraft und Flexibilität – jederzeit und überall

Jeder hat Zeit zu trainieren. Lediglich die Vorbereitungen machen uns zu schaffen: Sachen zusammensuchen und einpacken, zum Sportstudio fahren, durch den Empfangsbereich in den Umkleideraum navigieren, aufwärmen, abkühlen, stretchen, duschen, anziehen und wieder nach Hause fahren – Sie benötigen mehr Zeit für das Drumherum als für das tatsächliche Workout. Um das zu vermeiden, haben wir ein paar Übungen ausgesucht, die Sie ohne großen Zeitaufwand machen können. Mit diesen Übungen können Sie sich in kürzester Zeit aufputschen oder beruhigen, gleichzeitig leisten Sie damit einen wichtigen Beitrag für Ihre allgemeine Körperkraft, Flexibilität, Haltung und Muskulatur. Und das Beste daran ist, dass Sie sie auch zwischendurch auf die Schnelle ausführen können – zwischen zwei Meetings im Büro, beim Spazierengehen mit dem Hund oder vor dem Schlafengehen. Selbst an noch so stressigen Tagen werden Sie ein kleines Zeitfenster finden, in das Sie die Übungen hineinquetschen können.

LIEGENDES VAKUUM

Zielbereiche: Obliquus-Muskeln, Transversus abdominis

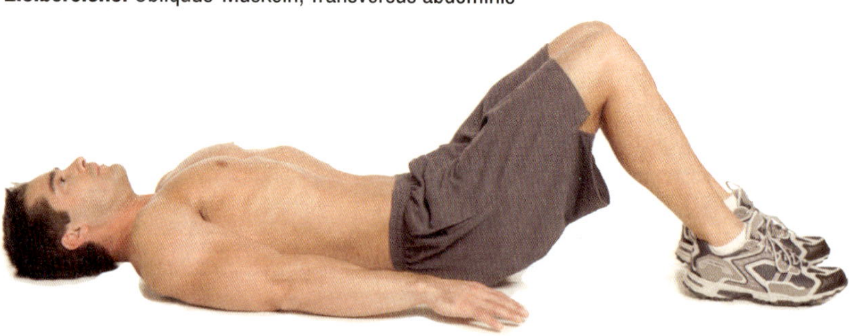

1 Legen Sie sich rücklings auf Ihr Bett und versuchen Sie, Ihren Bauchnabel bis zur Wirbelsäule einzuziehen. Versuchen Sie dabei auch, die seitlichen Muskeln Ihrer Körpermitte anzuspannen. Halten Sie die Spannung für zehn Sekunden und atmen Sie dabei flach. Wiederholen Sie die Übung dreimal.

BRÜCKE

Zielbereiche: Sämtliche Muskeln der Körpermitte

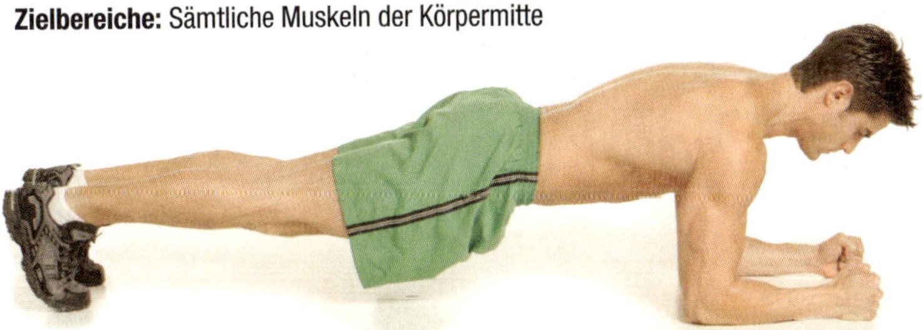

1 Legen Sie sich mit dem Gesicht nach unten auf den Boden (auf einen Teppich oder eine Matte) und stützen Sie sich auf Ihre Zehenspitzen, Unterarme und Hände. Lassen Sie dabei weder Brust noch Bauch nach unten durchhängen. Sie müssen alle Muskeln anspannen, um sich in dieser Position zu halten, Ihre Bauchmuskeln und die Muskeln zwischen Ihren Schulterblättern arbeiten dabei besonders hart. Bleiben Sie zehn Sekunden in dieser Position und atmen Sie dabei ein und aus. Führen Sie drei Wiederholungen durch.

TRAINIEREN SIE IHRE BAUCHMUSKELN VOR DEM FRÜHSTÜCK

Wenn Sie morgens aufwachen, sind Ihre Bauchmuskeln ungefähr genauso deutlich sichtbar, wie sie es während des gesamten Tages sein werden. Nutzen Sie das aus: Beginnen Sie mit diesen Bauchmuskelübungen direkt nach dem Weckerklingeln – um das «Liegende Vakuum» (links) zu machen, müssen Sie noch nicht einmal das Bett verlassen.

HANDTUCH-STRETCHING

Zielbereiche: Schultern, Trizeps

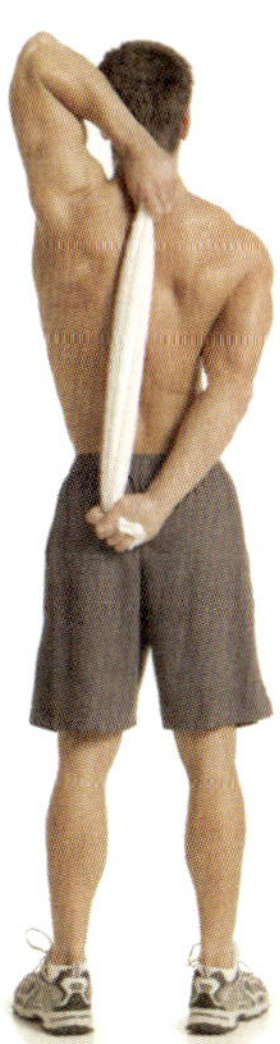

1 Umfassen Sie die beiden Enden eines Handtuchs, halten Sie Ihre linke Hand hinter dem Kopf und Ihre rechte Hand in der Mitte Ihres Rückens. Ziehen Sie das Handtuch mit der rechten Hand nach unten, bis Sie eine deutliche Dehnung in Ihrer linken Schulter und in Ihrem Trizeps spüren. Halten Sie die Dehnung für 15 bis 30 Sekunden und ziehen Sie das Handtuch anschließend mit der linken Hand nach oben, bis Sie spüren, wie Ihre rechte Schulter gedehnt wird. Bleiben Sie 15 bis 30 Sekunden in dieser Position. Wiederholen Sie die Übung zwei- bis dreimal.

DUSCHEN UND DEHNEN

Machen Sie diese Stretching-Übung gleich nach dem Duschen und Abtrocknen. Sie befreien Ihre Schultern dadurch von der Anspannung, die sich entwickelt, wenn Sie den ganzen Tag über Ihre Tastatur gebeugt sitzen.

AUSFALLSCHRITTE, LAUFEND

Zielbereiche: Quadrizeps, Gesäßmuskeln, hintere Oberschenkelmuskulatur

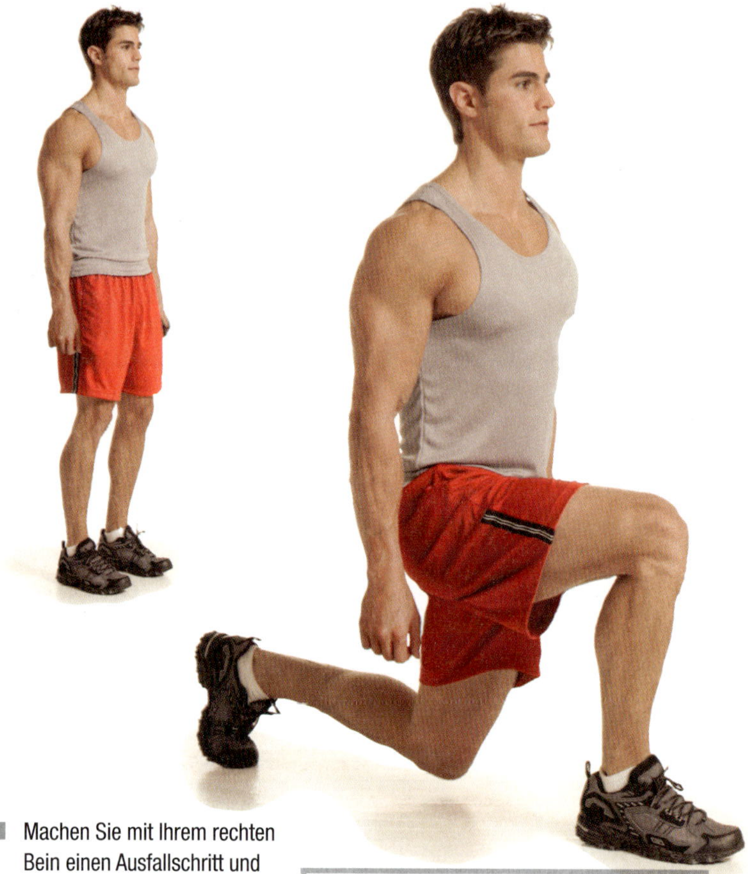

1 Machen Sie mit Ihrem rechten Bein einen Ausfallschritt und gehen Sie vorwärts, indem Sie nun mit Ihrem linken Bein einen Ausfallschritt machen; achten Sie darauf, dass Ihr rechter Fuß dabei direkt unter dem rechten Knie steht, wenn Sie in der Ausfallschrittposition sind. Gehen Sie auf diese Weise etwa sechs Meter vorwärts und drehen Sie dann um, um einen weiteren Satz dieser Übung durchzuführen.

JEDERZEIT AUSFALLSCHRITTE

Sie können die stabilisierende Muskulatur Ihrer Waden, Ihrer inneren und äußeren Oberschenkel sowie Ihrer Körpermitte trainieren, indem Sie mehrmals am Tag Ausfallschritte machen, anstatt normal zu laufen. Machen Sie einfach ein paar Ausfallschritte, wenn Sie morgens mit dem Hund spazieren gehen oder auch auf Ihrem Weg ins Badezimmer. Sie können sogar mit Ausfallschritten durch Ihr Wohnzimmer stapfen und dabei Ihr Lieblingsprogramm im Fernsehen anschauen – vergewissern Sie sich nur, dass Sie niemand dabei beobachtet.

PFERDE-STELLUNG

Zielbereiche: Beine, Hüften, Fußknöchel

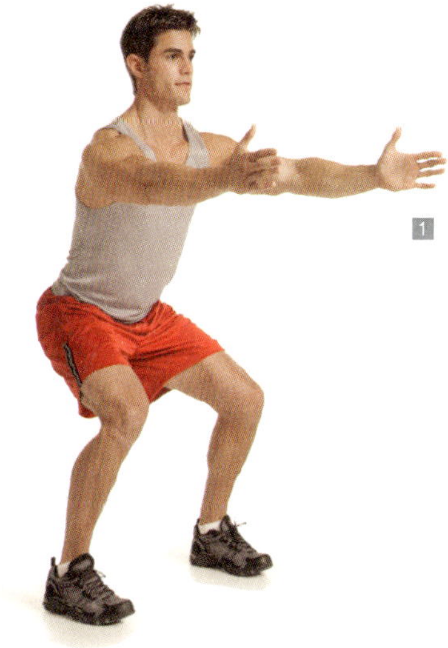

1 Stellen Sie sich aufrecht hin, schulterbreiter Fußabstand, Zehenspitzen zeigen nach vorne. Gehen Sie mit erhobenem Kopf und geradem Rücken in die Hocke, indem Sie Ihre Knie beugen, bis sie sich vor Ihren Fußgelenken befinden. Die Arme sind dabei ausgestreckt, die Handflächen zeigen nach innen. Bleiben Sie 60 Sekunden in dieser Position und fahren Sie dann mit der Pfeil-und-Bogen-Stellung fort.

PFEIL-UND-BOGEN-STELLUNG

Zielbereiche: Beine, Hüften

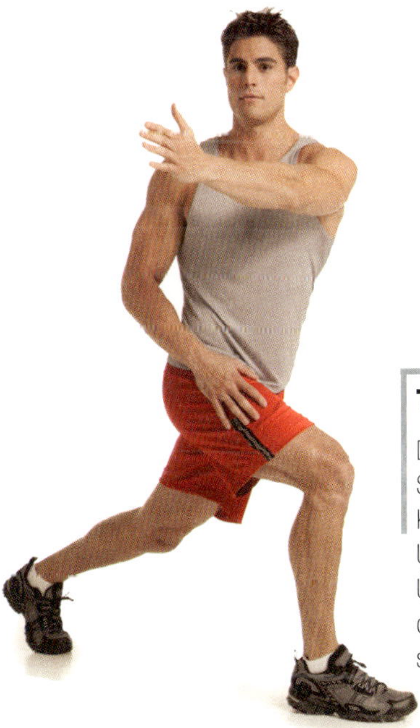

1 Stellen Sie sich aufrecht hin, Fußabstand etwas über Schulterbreite, rechter Fuß eine Schrittlänge nach vorne. Legen Sie Ihre rechte Hand auf Ihren rechten Oberschenkel und strecken Sie Ihren linken Arm quer vor Ihrer Brust nach links aus. Bleiben Sie bis zu 60 Sekunden in dieser Haltung und gehen Sie dann wieder 60 Sekunden lang in die Pferde-Stellung. Danach kehren Sie erneut für 60 Sekunden – jetzt aber zur anderen Seite – in die Pfeil-und-Bogen-Stellung zurück.

TRAINER-TIPP

Die beiden auf dieser Seite beschriebenen Stellungen stammen aus dem asiatischen Kampfsport; die Kämpfer stärken damit ihren Unterkörper und ihre Ausdauer. Diese beiden Übungen sind besonders effektiv für die Muskeln, die Ihre Knie umgeben, da sie deren Stabilität stärken.

STRETCHING DER HÜFTBEUGEMUSKELN

Zielbereich: Hüften

1 Stellen Sie Ihren linken Fuß auf eine erhöhte Fläche, beispielsweise auf eine Bank, eine Step-Bank oder einen Stuhl. Lehnen Sie sich leicht nach vorne, indem Sie Ihr linkes Bein anwinkeln und Ihr rechtes Bein gestreckt lassen. Sie spüren, wie der vordere Bereich Ihrer rechten Hüfte gedehnt wird. Bleiben Sie 30 Sekunden in dieser Position und führen Sie die Übung dann mit dem anderen Bein durch.

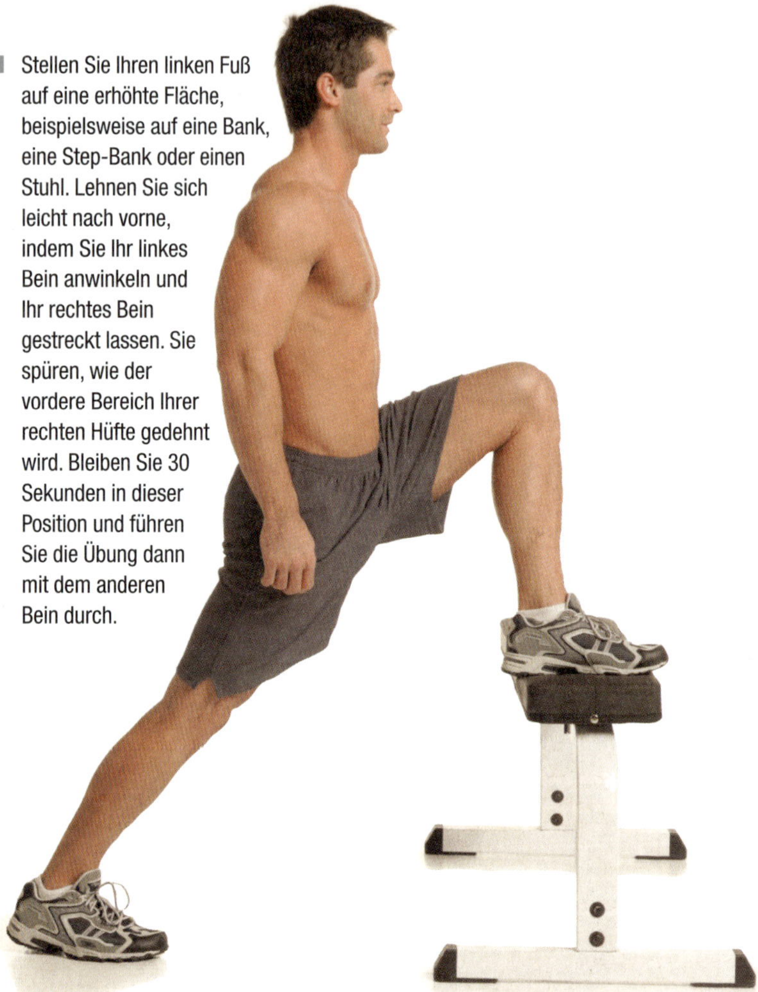

TRAINER-TIPP

Dehnen Sie Ihre Hüftbeugemuskeln, wann immer Sie Zeit finden. Diese Muskeln, die sich im Vorderbereich Ihres Beckens befinden, verkürzen und verspannen sich, wenn Sie den ganzen Tag am Schreibtisch sitzen.

TEIL III:

Die Übungen

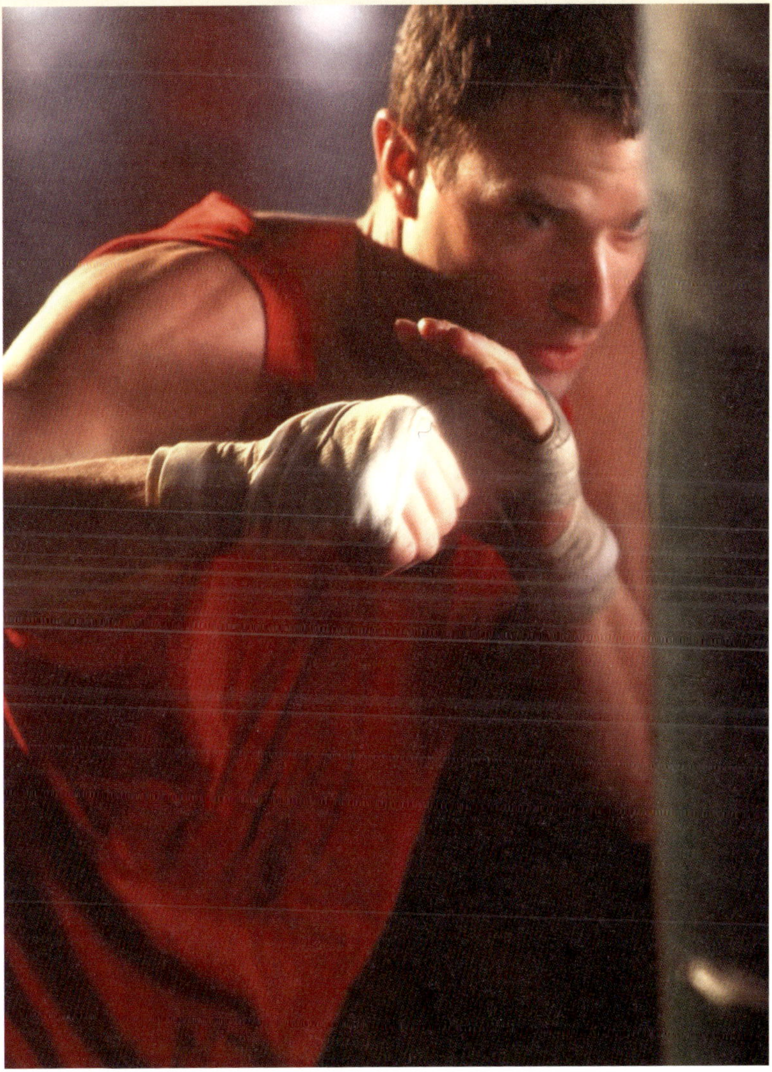

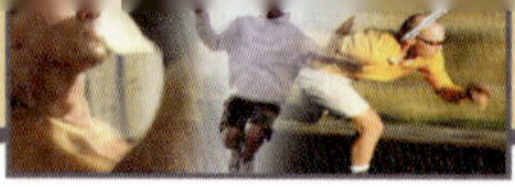

Brust, Rücken und Arme

Grundlegende Oberkörperübungen für Kraft und Fitness

LIEGESTÜTZ

- **Zielbereiche:** Brust, Trizeps, Schultern

1. Gehen Sie in die Liegestütz-Position, Abstand zwischen den Händen etwas größer als Schulterbreite, Hände in einer Linie mit den Schultern.

2. Führen Sie Ihren Körper nach unten, bis Ihre Brust fast den Boden berührt, bleiben Sie kurz in der Haltung und drücken Sie sich dann wieder in die Ausgangsposition hoch.

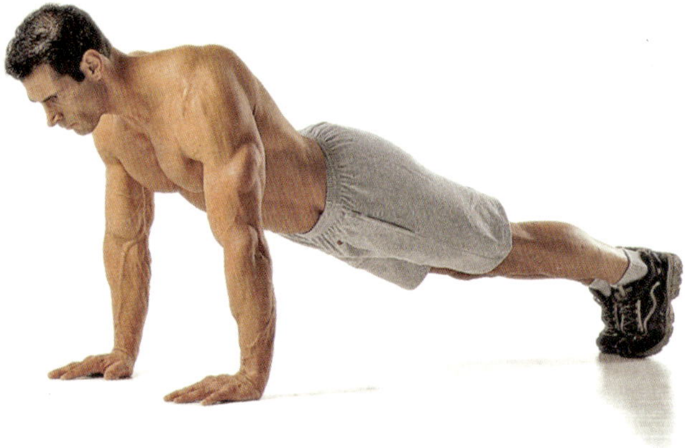

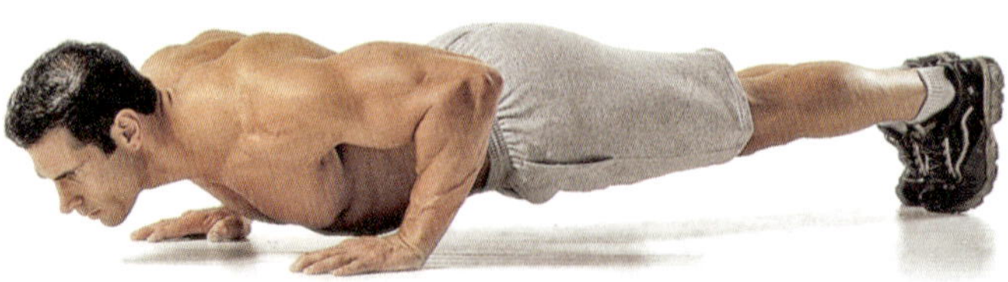

EINARMIGER LIEGESTÜTZ

■ **Zielbereiche:** Brust, Trizeps, Schultern

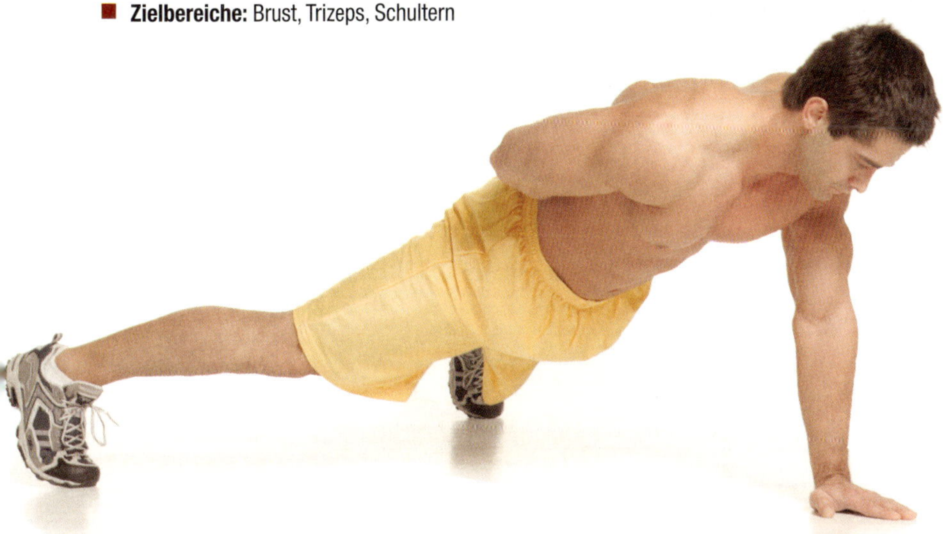

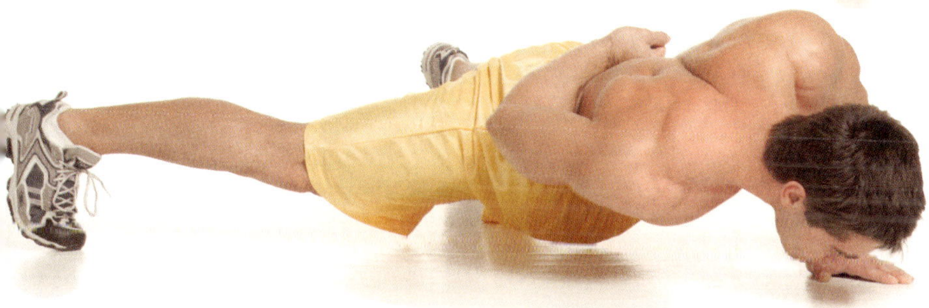

1 Spreizen Sie Ihre Beine so weit wie möglich und bewegen Sie Ihren Arm wie abgebildet zu Ihrer Körpermitte.

2 Führen Sie Ihren Körper nach unten, bis Ihre Brust fast den Boden berührt, bleiben Sie kurz in der Haltung und drücken Sie sich dann wieder in die Ausgangsposition hoch.

TRAINER-TIPP

Wenn Ihnen der einarmige Liegestütz schwer fällt, legen Sie die nicht beanspruchte Hand auf eine erhöhte Oberfläche, beispielsweise auf einen Stuhl. Dadurch wird das zu hebende Körpergewicht reduziert und die Übung somit vereinfacht.

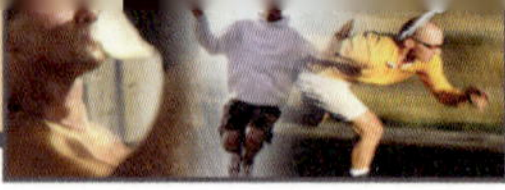

DIAMANTEN-LIEGESTÜTZ

- **Zielbereiche:** Brust, Trizeps, Schultern

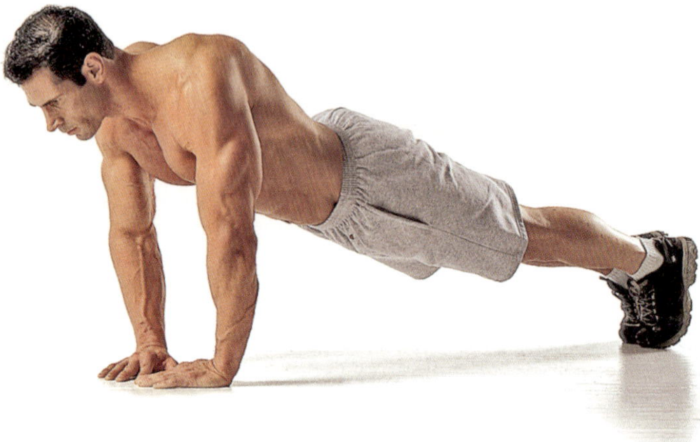

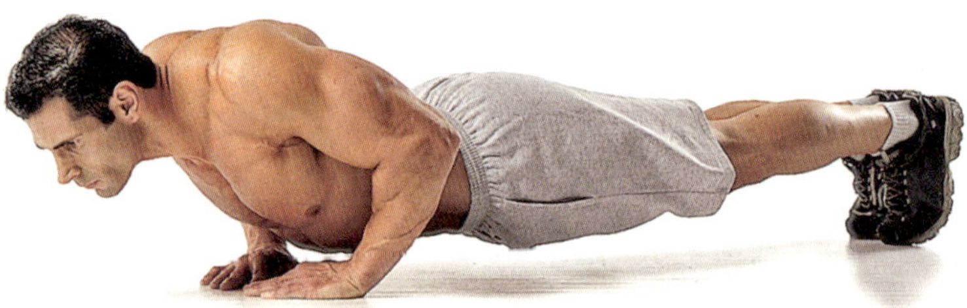

1. Nehmen Sie die traditionelle Liegestütz-Position ein, legen Sie Ihre Hände aber direkt unter Ihre Brust, sodass sich die Zeigefinger und die Daumen berühren und die Form eines Diamanten bilden.

2. Führen Sie Ihren Körper nach unten, bis Ihre Brust fast die Hände berührt, bleiben Sie kurz in der Haltung und drücken Sie sich dann wieder in die Ausgangsposition hoch.

TRAINER-TIPP

Um bei Liegestütz-Übungen die größtmögliche Effektivität zu erzielen, sollten Sie während des gesamten Bewegungsablaufs Ihren Rücken gerade halten und Ihr Becken einziehen.

WEITER LIEGESTÜTZ

■ **Zielbereiche:** Brust, Trizeps, Schultern

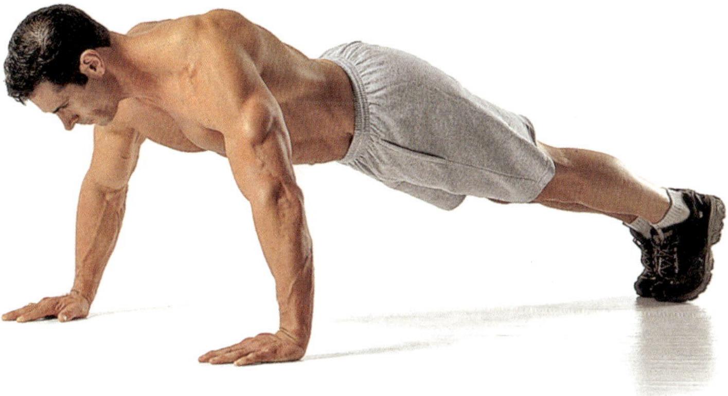

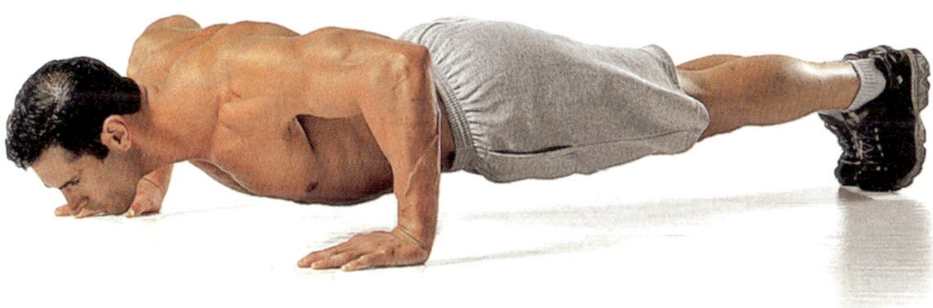

1 Nehmen Sie die Liegestütz-Position ein, Abstand zwischen den Händen etwa zwölf Zentimeter größer als Schulterbreite, Hände in einer Linie mit den Schultern.

2 Führen Sie Ihren Körper mit gerade gehaltenem Rücken nach unten, bis Ihre Brust fast den Boden berührt, bleiben Sie kurz in der Haltung und drücken Sie sich dann wieder in die Ausgangsposition hoch.

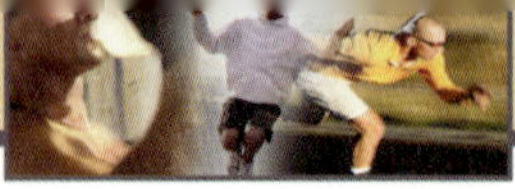

LIEGESTÜTZ MIT DREHUNG

■ **Zielbereiche:** Brust, Trizeps, unterer Rückenbereich, hinterer Schulterbereich

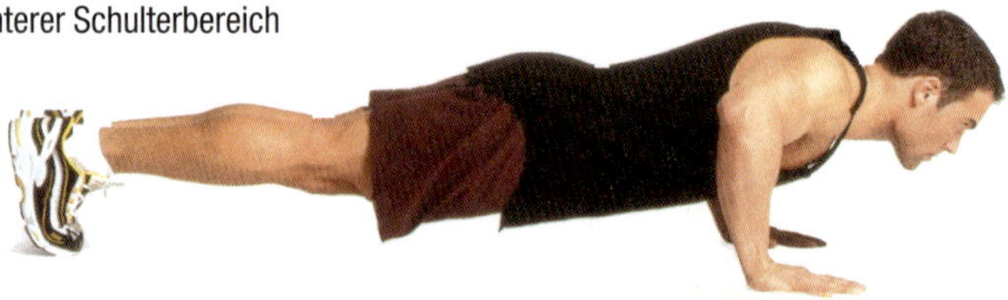

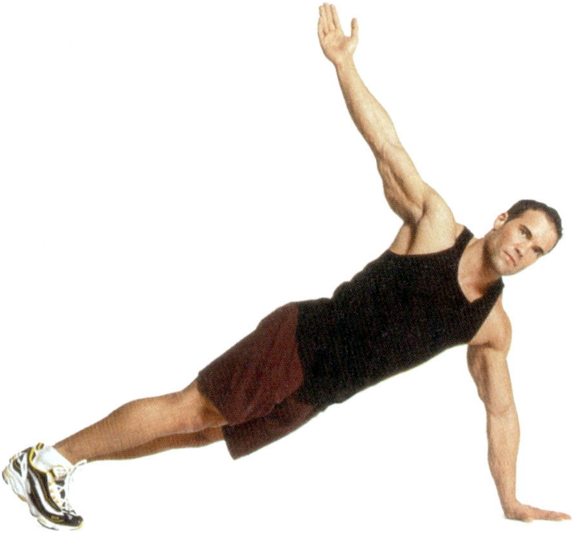

1 Heben Sie Ihren Körper aus der traditionellen Liegestütz-Position nach oben, greifen Sie mit Ihrer rechten Hand nach oben und drehen Sie Ihren Oberkörper dabei nach rechts.

2 Führen Sie den rechten Arm nach unten, senken Sie Ihren Körper langsam und drehen Sie Ihren Oberkörper dabei wieder zurück, sodass Ihre Brust zum Boden zeigt. Wiederholen Sie die Übung zur anderen Seite.

TRAINER-TIPP

Wissen Sie, wie viel Prozent Ihres eigenen Körpergewichts Sie beim Liegestütz stemmen? Die Antwort wird Sie vermutlich überraschen. An der höchsten Stelle (wenn Ihre Arme ausgestreckt sind) stützen Sie rund 65 Prozent. An der tiefsten Stelle (wenn Ihre Oberarme parallel zum Boden stehen) sind es sogar rund 75 Prozent. Das ist doch gar nicht so übel, oder? Vor allem, wenn Sie das mal mit den Lasten vergleichen, die Sie sonst beim Bankdrücken im Sportstudio bewegen.

TAUCH-LIEGESTÜTZ

■ **Zielbereiche:** Brust, vordere Deltamuskeln, Trizeps

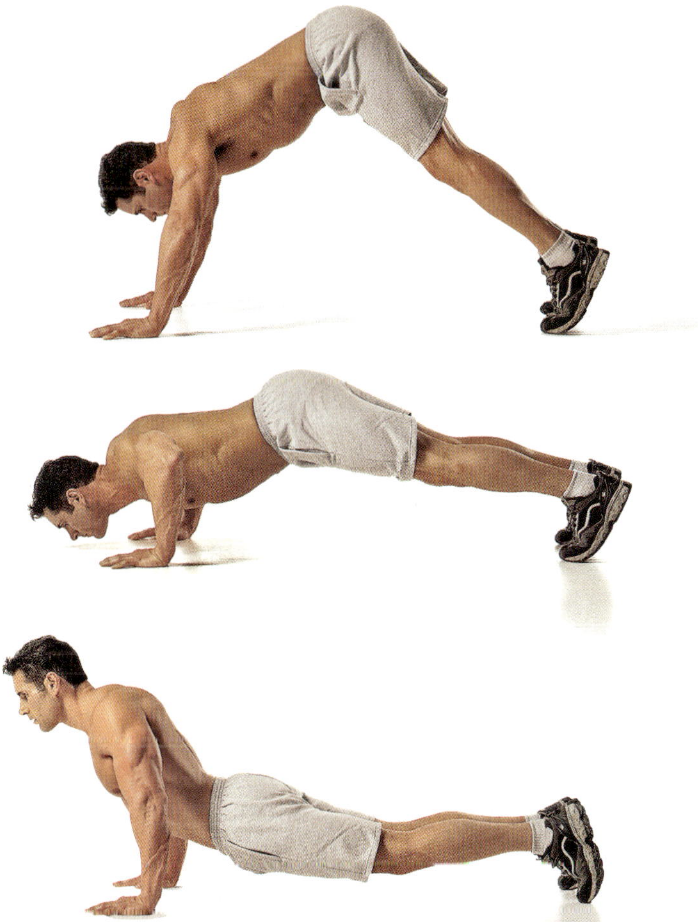

1 Nehmen Sie die traditionelle Liegestütz-Position ein, Hände aber etwas vor den Schultern (in einer Linie mit den Ohren) und Abstand zwischen den Händen etwas über Schulterbreite. Heben Sie Ihre Hüften an und bewegen Sie Ihre Füße so weit wie möglich nach vorne, ohne dabei Rücken und Beine zu beugen; Abstand zwischen den Füßen etwas über Schulterbreite.

2 Führen Sie Ihre Brust nach vorne und gleichzeitig nach unten, bis sie auf einer Linie mit Ihren Händen ist und den Boden fast berührt.

3 Bleiben Sie kurz in der Haltung. Dann drücken Sie Ihre Hüften nach unten, während Sie Ihre Arme strecken. Bleiben Sie wieder kurz in der Haltung und führen Sie anschließend den Bewegungsablauf in umgekehrter Richtung durch, bis Sie in die Ausgangsposition zurückgekehrt sind.

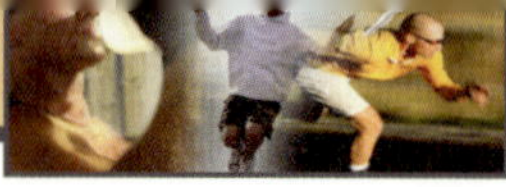

STUFEN-LIEGESTÜTZ

■ **Zielbereiche:** Brust, Trizeps, Rotatorenmanschetten

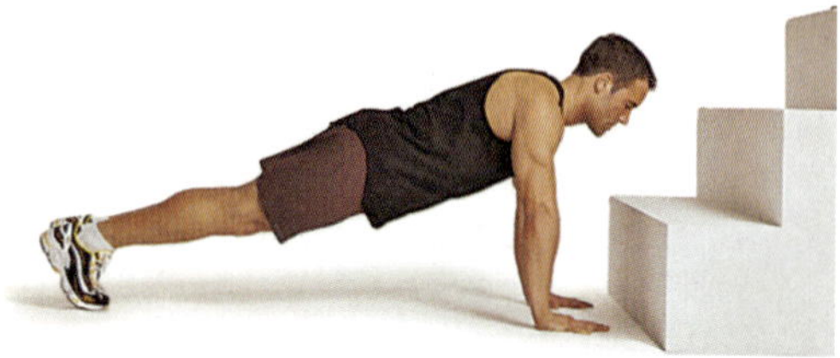

1. Nehmen Sie vor einer Step-Bank oder Treppenstufe die traditionelle Liegestütz-Position ein.

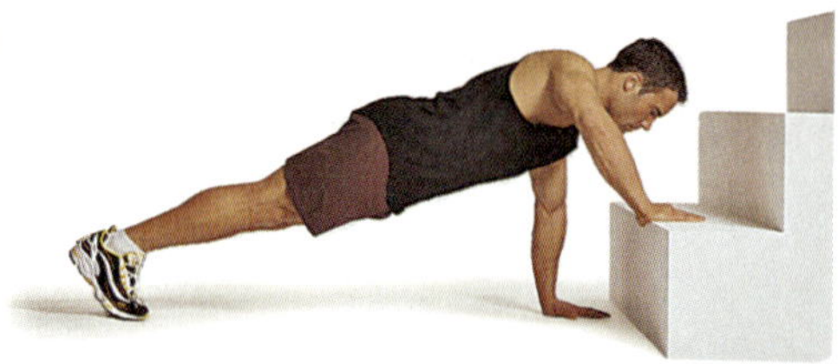

2. Bewegen Sie Ihre rechte Hand auf die Stufe und halten Sie Ihren Rücken dabei gerade. Führen Sie anschließend Ihre linke Hand auf die Stufe und bleiben Sie zwei Sekunden in dieser Position.

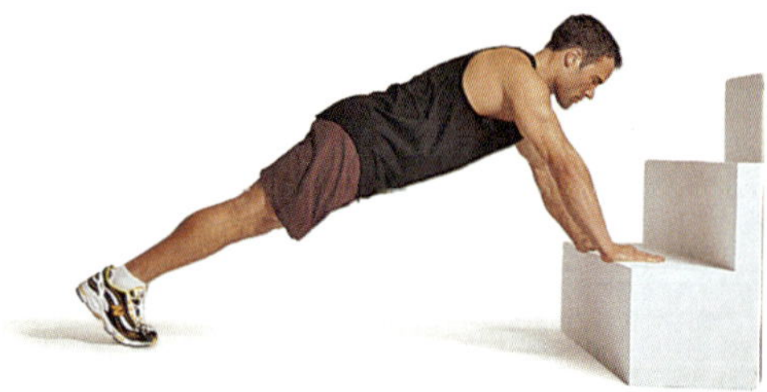

3. Nehmen Sie Ihre rechte Hand von der Stufe herunter zurück auf den Boden. Nehmen Sie jetzt auch die andere Hand von der Stufe, um in die Ausgangsposition zurückzukehren. Wiederholen Sie die gesamte Sequenz.

TRAINER-TIPP

Obwohl dieser Liegestütz nicht die traditionelle Liegestütz-Bewegung beinhaltet, bietet er dennoch ein hervorragendes Oberkörpertraining, da Ihre Muskeln dazu gezwungen werden, Ihr Gewicht aus unterschiedlichen und ungewohnten Winkeln zu stützen.

VERSETZTER LIEGESTÜTZ

■ **Zielbereiche:** Brust, Trizeps, Rücken, Bauchmuskeln

1. Nehmen Sie die traditionelle Liegestütz-Position ein. Halten Sie Ihren Rücken gerade und führen Sie eine Hand etwa 15 Zentimeter nach vorne, bis sie auf einer Linie mit Ihrem Ohr ist.
2. Führen Sie Ihren Körper nach unten, bis Ihre Brust fast den Boden berührt, und drücken Sie sich langsam in die Ausgangsposition zurück. Wiederholen Sie die Übung und richten Sie dabei die andere Hand nach vorne.

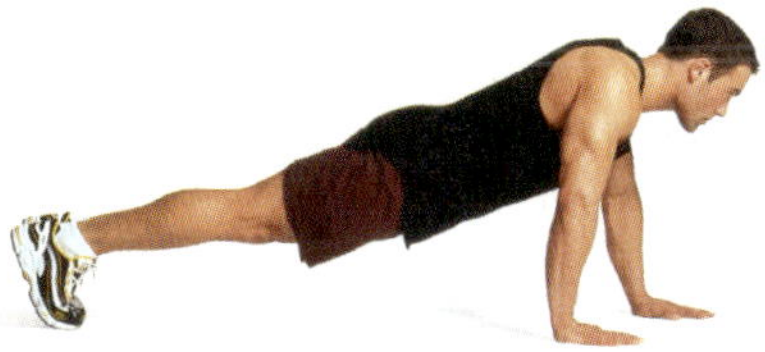

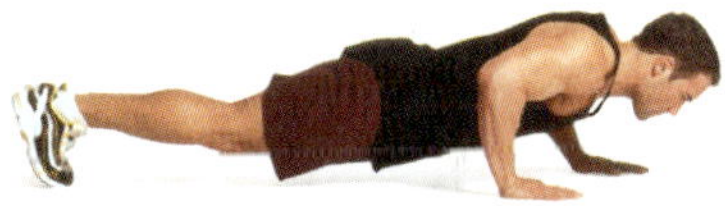

DREI-PUNKTE-LIEGESTÜTZ

■ **Zielbereiche:** Brust, Trizeps, Schultern

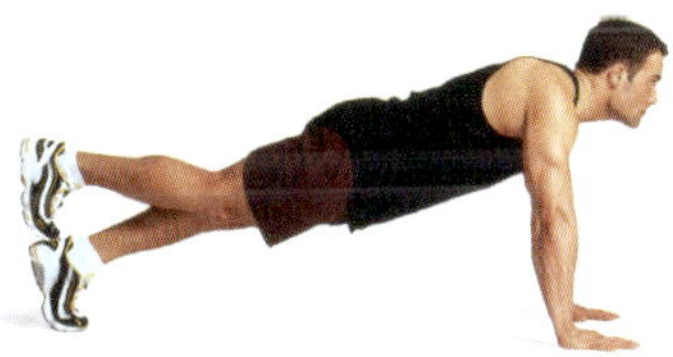

1. Nehmen Sie die traditionelle Liegestütz-Position ein und stellen Sie dabei einen Fuß auf den anderen, sodass die Fußspitze des oberen Fußes auf der Ferse des unteren Fußes steht. Ihr Körper ist jetzt auf drei Punkten gestützt.
2. Halten Sie Ihren Rücken gerade, führen Sie Ihren Körper nach unten, bis Ihre Brust fast den Boden berührt, und drücken Sie sich langsam in die Ausgangsposition zurück. Wiederholen Sie die Übung und stellen Sie dabei den anderen Fuß nach oben.

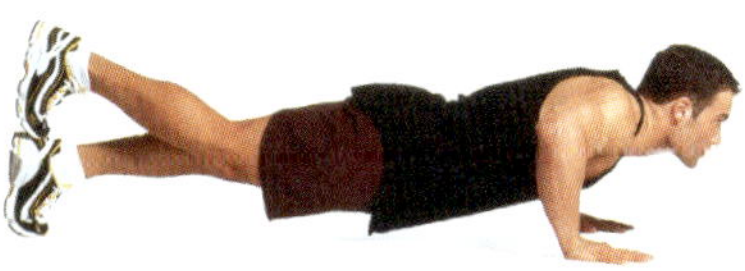

Y, T und I

Wenn Sie Sportler sind, werden Sie wahrscheinlich früher oder später eine Zerrung oder Verletzung an einer Rotatorenmanschette erleiden – das ist eine kleine, aber entscheidende Muskelgruppe, die es Ihnen ermöglicht, Ihren Arm kraftvoll und schnell von der Schulter wegzubewegen. Um solche Probleme langfristig zu vermeiden, sollten Sie diese Muskeln mit den folgenden, sehr effektiven Übungen stärken. Die Titel beziehen sich auf die Position Ihrer Arme und Ihres Körpers, denn Sie formen dabei genau diese drei Buchstaben des Alphabets.

Zielbereich: Rotatorenmanschetten

1 Legen Sie sich mit dem Gesicht nach unten auf eine Bank und strecken Sie Ihre Arme vor sich in Form eines Y aus. Ihr Rücken bleibt dabei gerade, Ihre Daumen zeigen zur Decke. Heben Sie Ihre Arme so hoch wie möglich, indem Sie Ihre Schulterblätter zusammendrücken. Obwohl Sie sich nicht groß bewegen, werden Sie eine deutliche Dehnung in den Rotatorenmanschetten spüren. Lassen Sie Ihre Arme wieder herunter in die Ausgangsposition und wiederholen Sie die Übung.

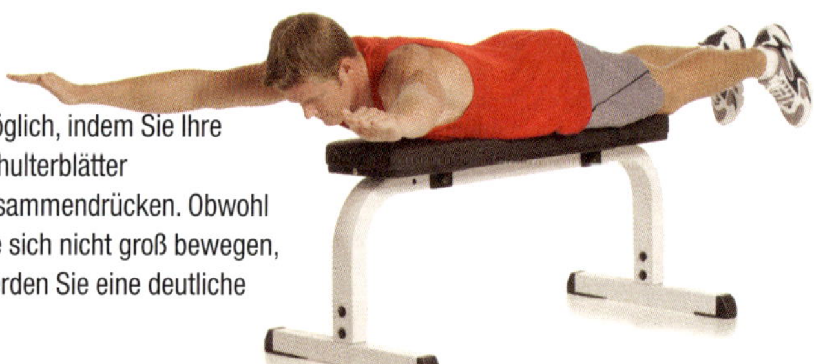

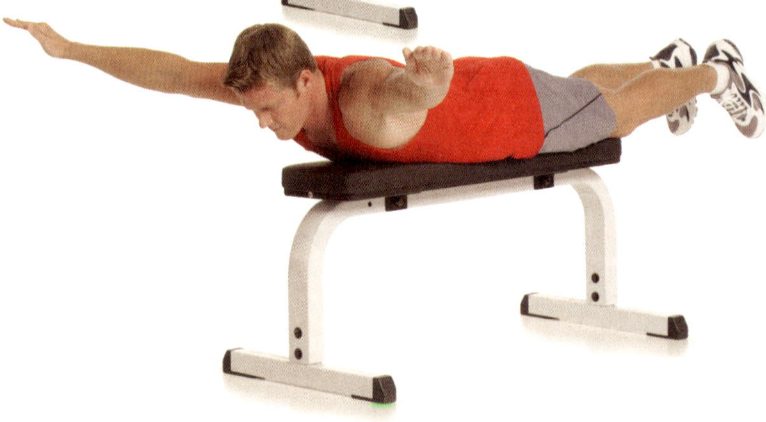

2 Strecken Sie jetzt Ihre Arme mit nach unten gerichteten Handflächen an beiden Seiten Ihres Körpers aus, sodass Ihr Körper die Form des Buchstabens T bildet. Heben Sie Ihre Arme erneut so hoch wie möglich, indem Sie Ihre Schulterblätter zusammendrücken. Lassen Sie Ihre Arme

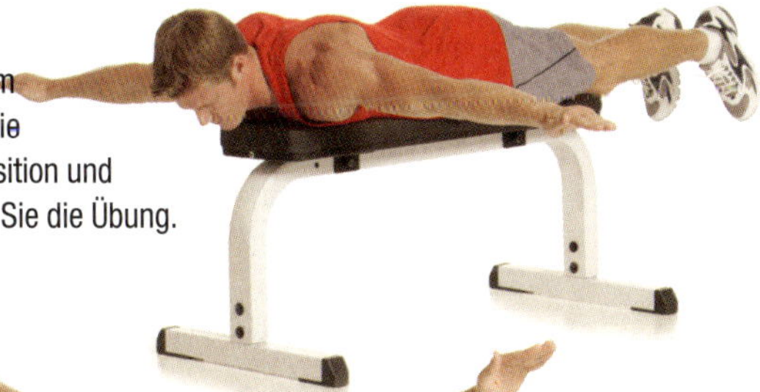

dann langsam herunter in die Ausgangsposition und wiederholen Sie die Übung.

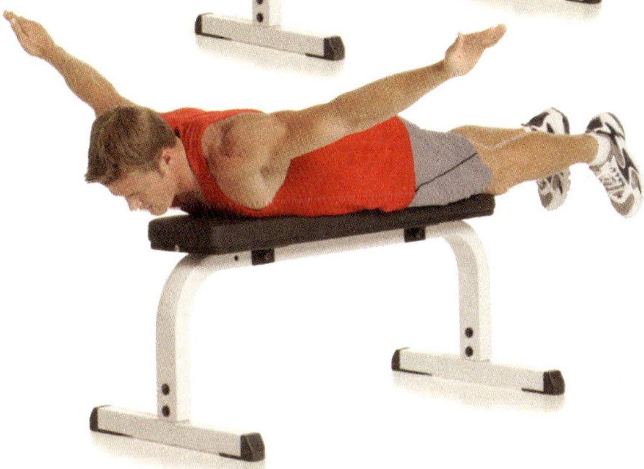

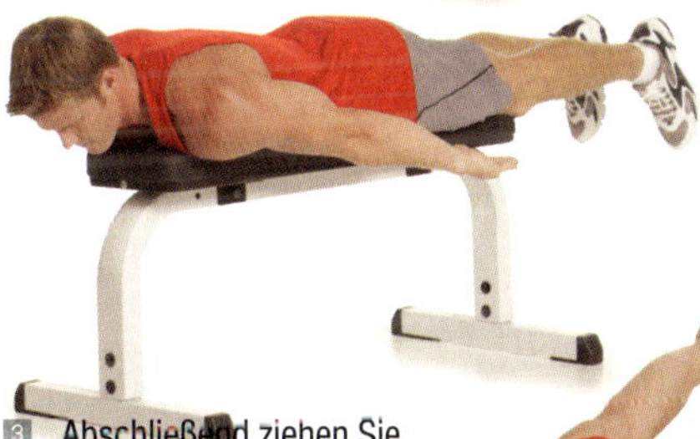

3 Abschließend ziehen Sie Ihre Arme an den Körper heran, sodass die Handflächen nach innen zeigen und Ihr Körper die Form des Buchstaben I annimmt. Heben Sie Ihre Arme noch einmal so hoch wie möglich, lassen Sie sie dann langsam herunter und wiederholen Sie die Übung.

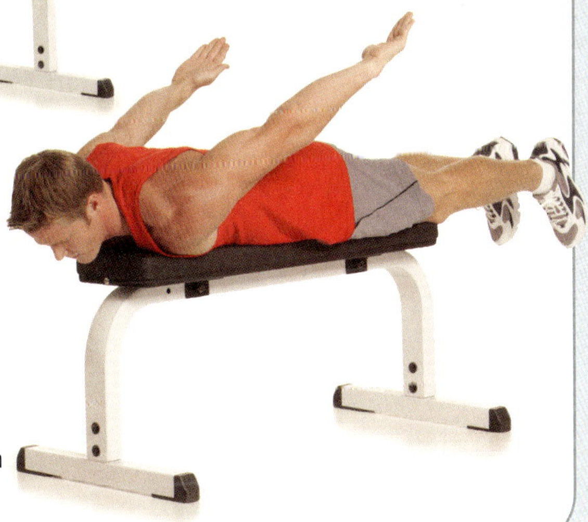

BRUST-FLY MIT HANDTUCH

■ **Zielbereich:** Brust

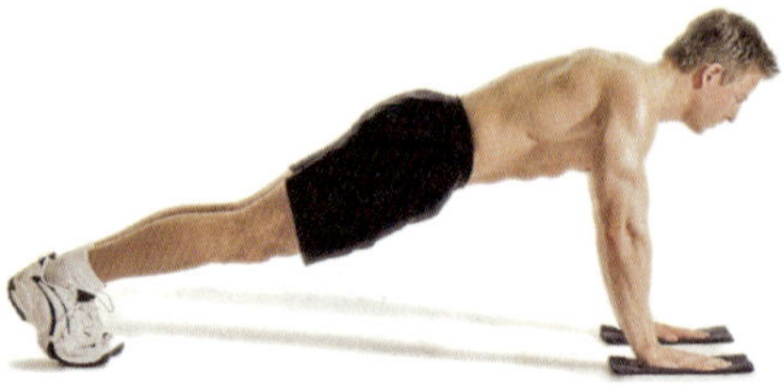

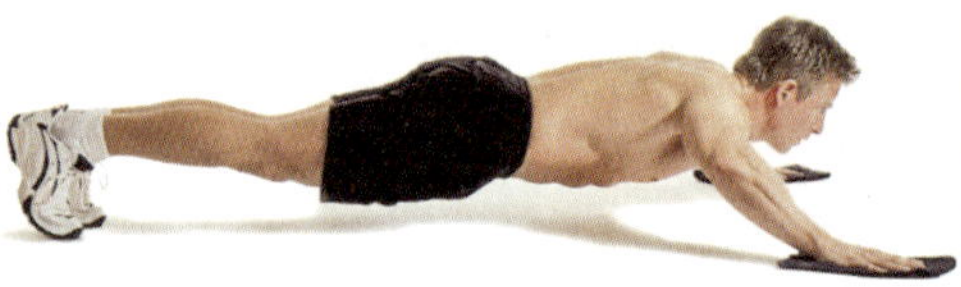

1. Stützen Sie Ihre Hände auf ein Handtuch oder auf ein Paar Socken. Nehmen Sie die traditionelle obere Liegestütz-Position ein, Hände eng unter dem Körper zusammenliegend, Fußabstand in Schulterbreite.
2. Schieben Sie Ihre Hände zur Seite, während Sie Ihren Körper zum Boden herabführen. Schieben Sie die Hände dann langsam wieder zusammen und führen Sie den Körper dabei nach oben. Halten Sie Ihre Ellenbogen während der gesamten Übung leicht gebeugt und achten Sie darauf, dass Ihr Rücken gerade bleibt.

RÜCKENSTRECKEN I

■ **Zielbereich:** Unterer Rückenbereich

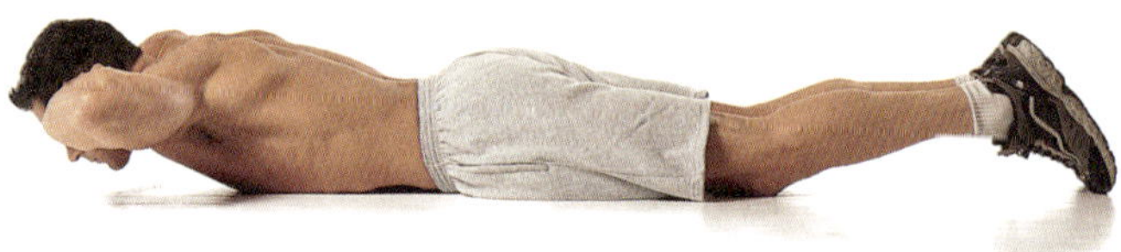

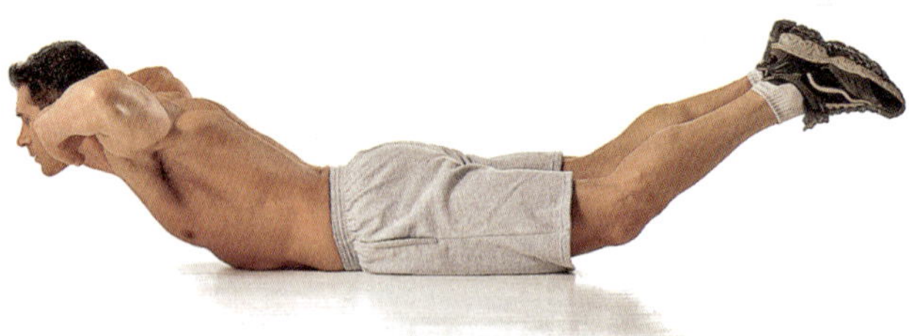

1. Legen Sie sich auf den Bauch und halten Sie Ihre Finger hinter die Ohren.
2. Heben Sie gleichzeitig Ihren Oberkörper und Ihre Beine so hoch, wie dies bequem möglich ist. Bleiben Sie kurz in dieser Haltung, senken Sie Oberkörper und Beine dann wieder zurück in die Ausgangsposition und wiederholen Sie die Übung.

RÜCKENSTRECKEN II

■ **Zielbereich:** Unterer Rückenbereich

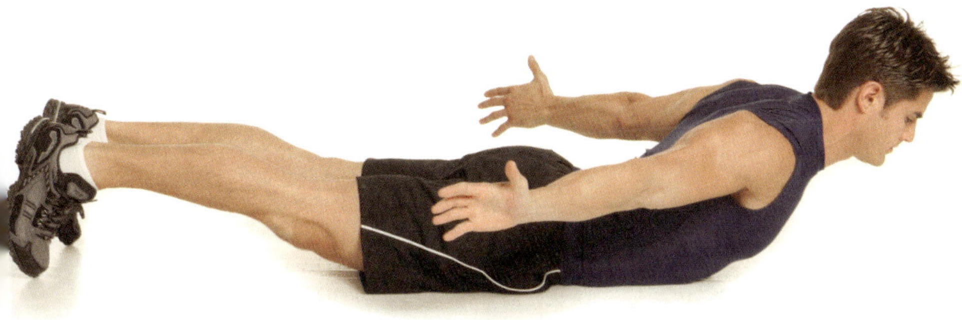

1 Legen Sie sich auf den Bauch und strecken Sie Ihre Arme seitlich neben Ihrem Körper aus, sodass der Abstand zu den Hüften einige Zentimeter beträgt.

2 Heben Sie gleichzeitig Ihren Oberkörper – einschließlich der Arme – und Ihre Beine so hoch, wie dies bequem möglich ist. Bleiben Sie kurz in dieser Haltung, senken Sie Oberkörper und Beine dann wieder zurück in die Ausgangsposition und wiederholen Sie die Übung.

TOILETTENPAUSEN ZUR SCHONUNG DES RÜCKENS

Also gut, die meisten von uns sitzen stundenlang auf einem unbequemen Schreibtischstuhl. Nichts ist dabei einfacher, als einen Rundrücken zu machen und die Ellenbogen auf den Schreibtisch zu lehnen, während man sich eine Web-Seite ansieht. Diesen Haltungs-Fauxpas sollten Sie aber tunlichst vermeiden. Die beste Sitzhaltung ist die, die ständig variiert. Wenn Ihr Job Sie dazu zwingt, sehr viel am Schreibtisch zu sitzen, sollten Sie alle 20 bis 30 Minuten aufstehen, um Ihrem Rücken eine kleine Erholungspause zu gönnen. Hier noch ein simpler Trick, damit Sie nicht stundenlang auf Ihrem Stuhl kleben bleiben: Trinken Sie viel Wasser. Ihre Toilettengänge nutzen Sie dann auch, um Ihre Wirbelsäule ein wenig spazieren zu führen.

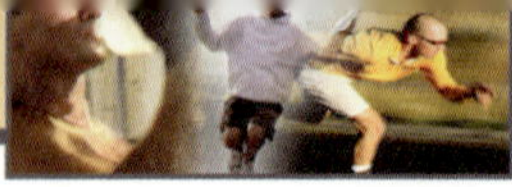

SUPERMANN

■ **Zielbereich:** Unterer Rückenbereich

1. Legen Sie sich auf den Bauch, Beine gerade, Arme vor dem Körper ausgestreckt.
2. Heben Sie gleichzeitig Ihren Oberkörper und Ihre Beine so hoch, wie dies bequem möglich ist. Bleiben Sie kurz in dieser Haltung, senken Sie Oberkörper und Beine dann wieder zurück in die Ausgangsposition und wiederholen Sie die Übung.

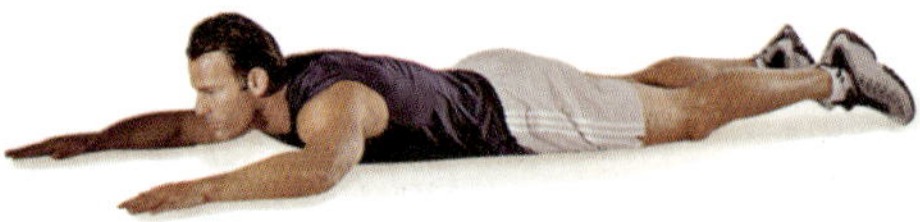

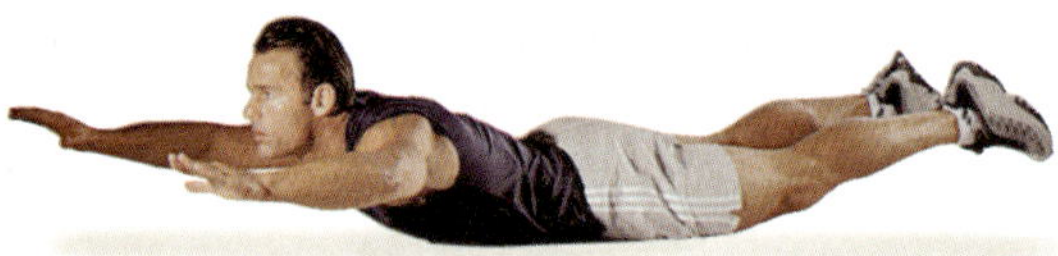

LIEGENDES BEINHEBEN

■ **Zielbereiche:** Hintere Oberschenkelmuskulatur, unterer Rückenbereich, Gesäßmuskeln

1. Legen Sie sich auf den Bauch, Beine gerade, Arme vor dem Körper ausgestreckt. Heben Sie Ihr linkes Bein so hoch wie möglich, das rechte Bein bleibt dabei auf dem Boden.
2. Bleiben Sie kurz in dieser Haltung und senken Sie dann Ihr linkes Bein in die Ausgangsposition herab. Wiederholen Sie die Übung mit dem rechten Bein.

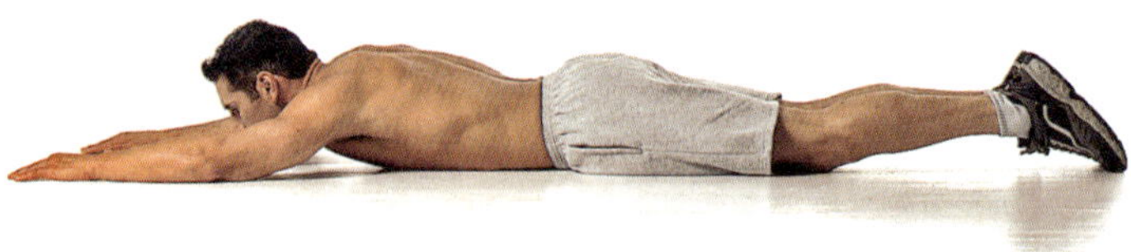

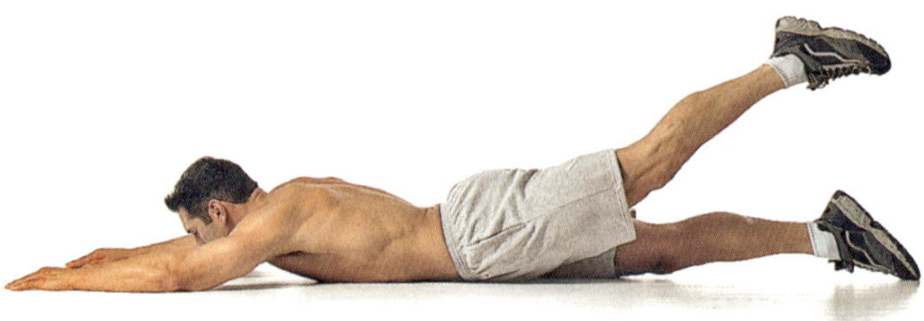

Bauchmuskeln

Ihr Weg zu einer starken, definierten Körpermitte

SCHULTERBRÜCKE

■ **Zielbereiche:** Bauchmuskeln, unterer Rückenbereich, Gesäßmuskeln

1. Legen Sie sich mit angewinkelten Beinen auf den Rücken; Ihre Füße stehen flach auf dem Boden.
2. Drücken Sie Ihre Hüften nach oben, sodass Ihr Körpergewicht auf Ihren Schulten liegt. Ihr Körper sollte dabei von den Knien bis zu den Schultern eine gerade Linie bilden.
3. Bleiben Sie 20 Sekunden in dieser Position. Versuchen Sie, diese Position mit zunehmendem Training bis zu einer Minute lang zu halten.

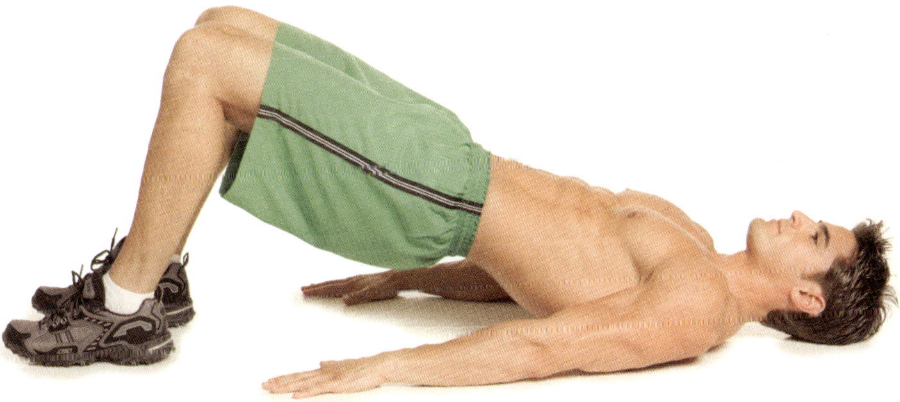

TRAINER-TIPP

Wenn Ihr Unterkörper kräftiger geworden ist, können Sie mit der folgenden Variation Ihre Muskeln noch mehr herausfordern: Strecken Sie bei der Übung zuerst Ihr schwächeres Bein und anschließend das andere Bein in die Luft – Sie sollten beide Beine jeweils gleich lange gestreckt lassen.

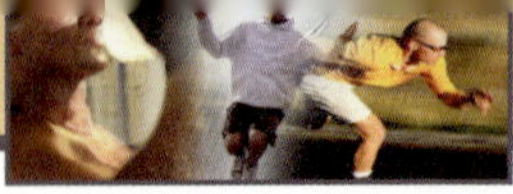

LIEGENDES VAKUUM

- **Zielbereiche:** Obliquus-Muskeln, Transversus abdominis

1 Legen Sie sich auf den Rücken und spannen Sie Ihre unteren Bauchmuskeln an, um Ihren Bauchnabel bis zur Wirbelsäule einzuziehen. Bleiben Sie zehn Sekunden in der Position und atmen Sie dabei flach.

NICHT DEN ATEM ANHALTEN

Obwohl es ganz natürlich ist, dass Sie versuchen, den Atem anzuhalten, ist es wichtig, bei der Ausführung isometrischer Kontraktionen wie dieser ganz normal weiter zu atmen. Wenn es Ihnen schwer fällt, legen Sie Ihre Hände auf Ihren Bauch und prüfen Sie mit den Fingerspitzen die Intensität der Kontraktion Ihrer unteren Bauchmuskeln.

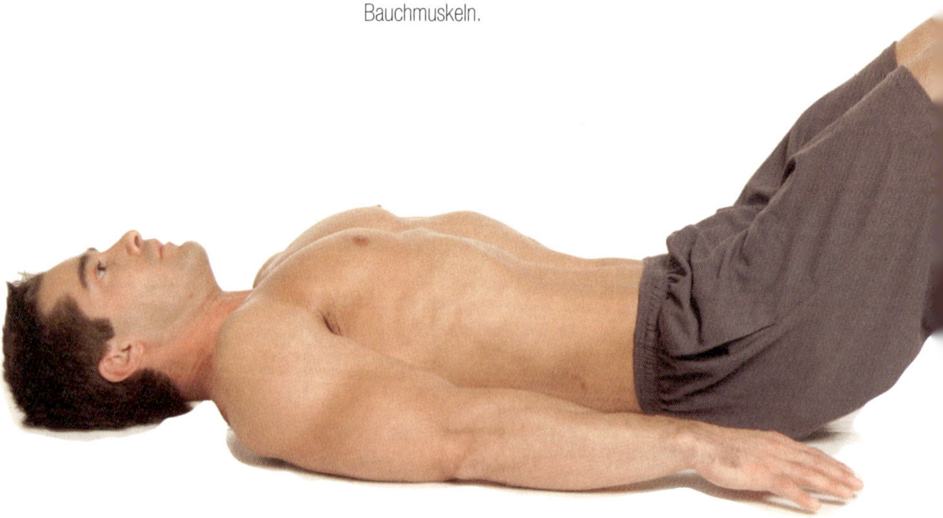

CRUNCH

■ **Zielbereiche:** Rectus abdominis, Obliquus-Muskeln

1 Legen Sie sich auf den Rücken, Knie und Hüften etwa 90 Grad angewinkelt, Hände hinter den Ohren oder Arme auf dem Oberkörper verschränkt.

2 Heben Sie Ihren Oberkörper an, indem Sie Ihren Brustkorb in Richtung Ihres Beckens ziehen. Senken Sie Ihren Oberkörper dann wieder in die Ausgangsposition herab.

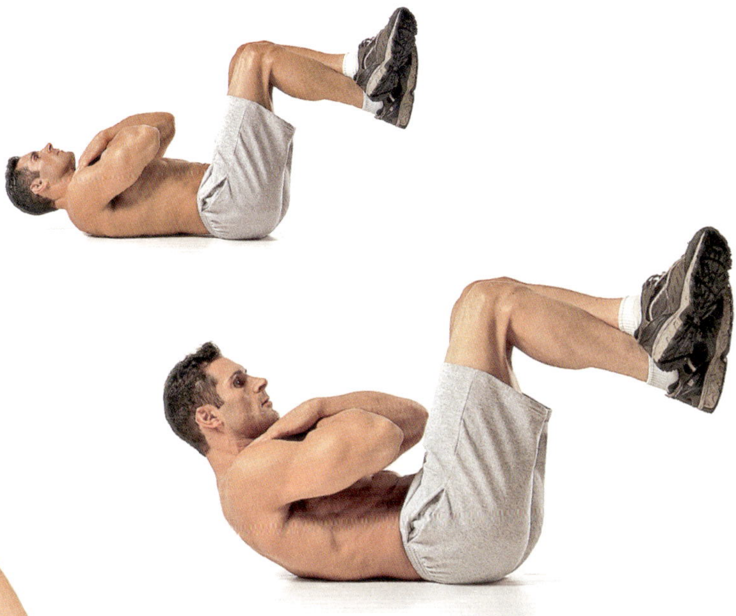

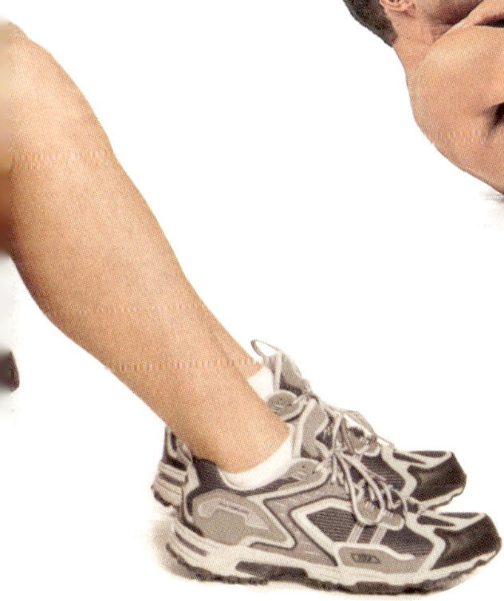

TRAINER-TIPP

Durch die Position Ihrer Hände können Sie den Schwierigkeitsgrad der Übung verändern. Wenn Sie die letzte Wiederholung eines Satzes nicht schaffen, versuchen Sie, die Hände nicht hinter den Ohren zu halten, sondern sie über der Brust zu verschränken. Dadurch wird Ihr Körpergewicht verlagert, sodass Sie eventuell ein oder zwei zusätzliche Crunches machen können, um Ihre Muskeln noch ein wenig länger zu trainieren.

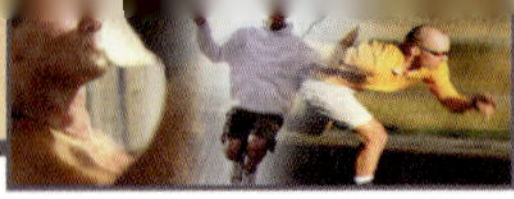

CRUNCH MIT AUSGESTRECKTEN ARMEN

- **Zielbereiche:** Rectus abdominis, Obliquus-Muskeln

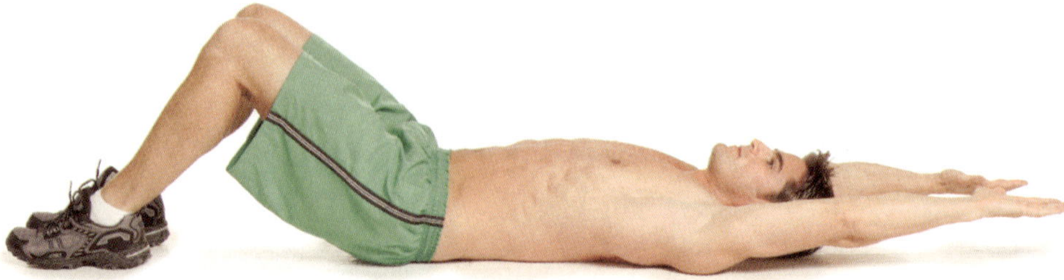

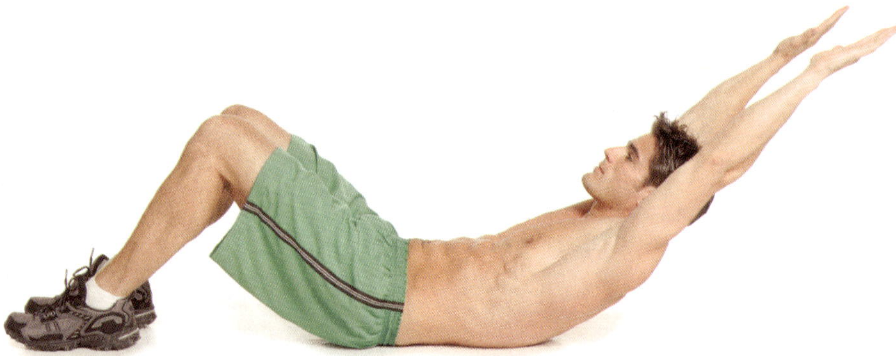

1. Legen Sie sich auf den Rücken, Knie angewinkelt, Füße in schulterbreitem Abstand flach auf dem Boden.
2. Strecken Sie Ihre Arme über dem Kopf aus, atmen Sie aus und ziehen Sie langsam Kopf und Torso in Richtung Ihrer Knie, bis Ihre Schulterblätter nicht mehr den Boden berühren. Benutzen Sie Ihre oberen Bauchmuskeln, um Ihren Brustkorb in Richtung Ihres Beckens zu ziehen, heben Sie Ihre Schulterblätter dabei vom Boden. Bleiben Sie einige Sekunden in dieser Position. Setzen Sie sich nicht vollständig hin; Ihr unterer Rückenbereich muss auf der Matte aufliegen.
3. Senken Sie sich langsam wieder in die Ausgangsposition herab; atmen Sie dabei ein und halten Sie Ihre Arme in einer Linie mit Ihrem Kopf. Machen Sie kontrollierte Bewegungen, Sie dürfen Ihren Oberkörper nicht einfach auf den Boden fallen lassen.

TRAINER-TIPP

- Achten Sie darauf, dass Ihre Schulterblätter den Boden jedes Mal verlassen. Bewegen Sie nicht nur Kopf und Nacken.
- Halten Sie kurz am obersten Punkt der Bewegung inne, nachdem Sie ausgeatmet haben.
- Damit Ihr Kopf in der richtigen Position bleibt, können Sie bei Ausführung der Crunches Ihre Zunge gegen Ihren Gaumen drücken. Durch eine korrekte Kopfhaltung vermeiden Sie Nackenzerrungen.

CRUNCH MIT FERSENDRÜCKEN

- **Zielbereiche:** Rectus abdominis, Obliquus-Muskeln

1 Legen Sie sich auf den Rücken, Knie angewinkelt, nur die Fersen berühren den Boden. Halten Sie Ihre Hände hinter den Ohren, aber ziehen Sie Ihren Kopf nicht nach vorne.

2 Bewegen Sie Kopf und Oberkörper langsam in Richtung Ihrer Knie, bis Ihre Schulterblätter nicht mehr den Boden berühren – Ihre Fußspitzen zeigen dabei nach oben. Bleiben Sie einige Sekunden in dieser Haltung und senken Sie Ihren Oberkörper dann langsam in die Ausgangsposition herab.

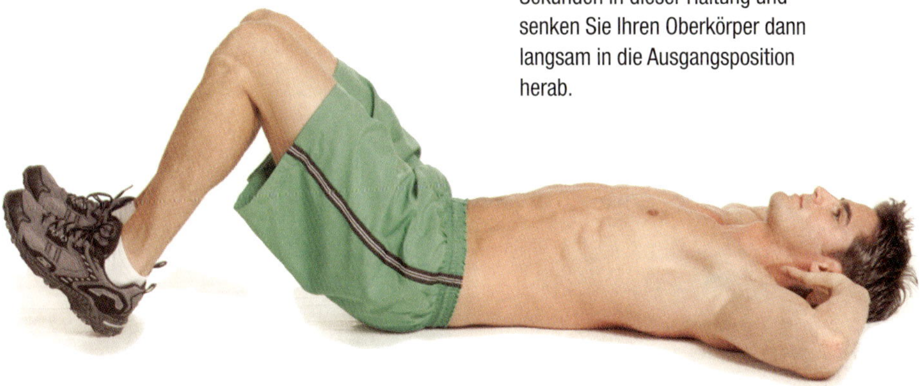

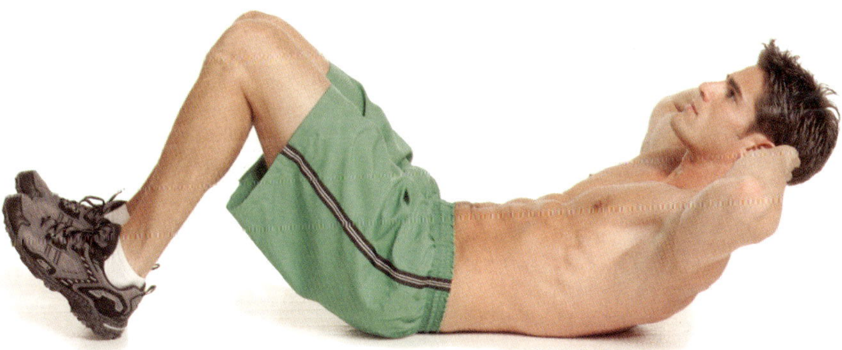

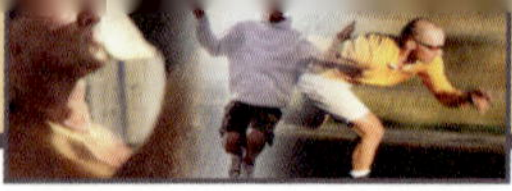

CRUNCH MIT GEKREUZTEN BEINEN

■ **Zielbereiche:** Rectus abdominis, Obliquus-Muskeln

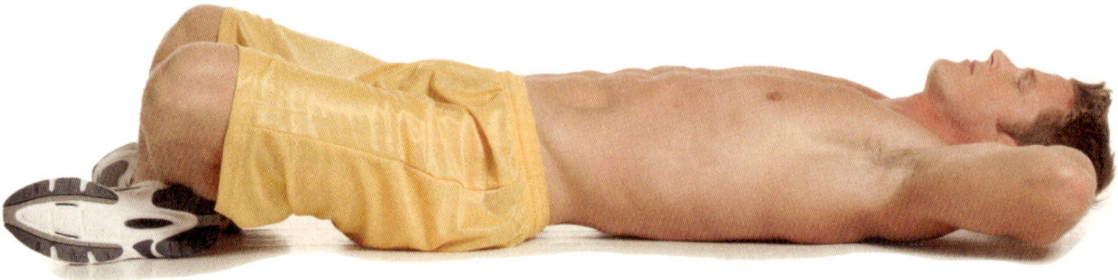

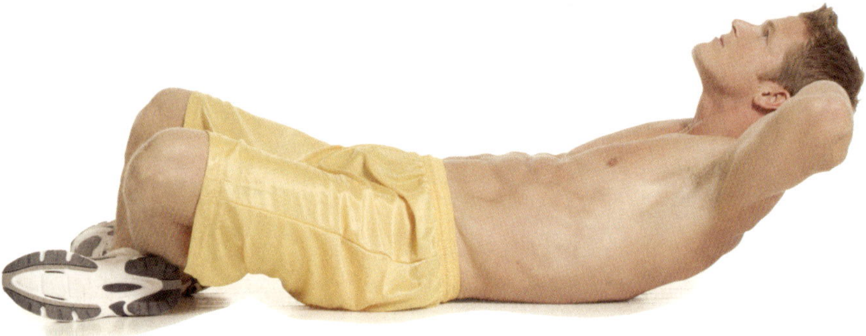

1 Legen Sie sich mit gekreuzten Beinen auf den Rücken. Halten Sie Ihre Hände hinter dem Kopf und ziehen Sie Ihre Ellenbogen so weit wie möglich nach hinten.

2 Bewegen Sie Kopf und Oberkörper langsam in Richtung Ihrer Knie, bis Ihre Schulterblätter nicht mehr den Boden berühren. Bleiben Sie einige Sekunden in dieser Haltung und senken Sie Ihren Oberkörper dann langsam wieder in die Ausgangsposition herab.

TRAINER-TIPP

Um die Übung etwas schwieriger zu gestalten, können Sie die Beine ausgestreckt in einem 45-Grad-Winkel halten. Während Sie Ihren Oberkörper vom Boden abheben, ziehen Sie gleichzeitig Ihre Beine nach oben, bis Ihre Füße zur Decke zeigen. Wenn Sie Kopf und Schultern in die Ausgangsposition zurückführen, senken Sie Ihre Beine wieder in den 45-Grad-Winkel herab.

HANDTUCH-CRUNCH

■ **Zielbereiche:** Rectus abdominis, Obliquus-Muskeln

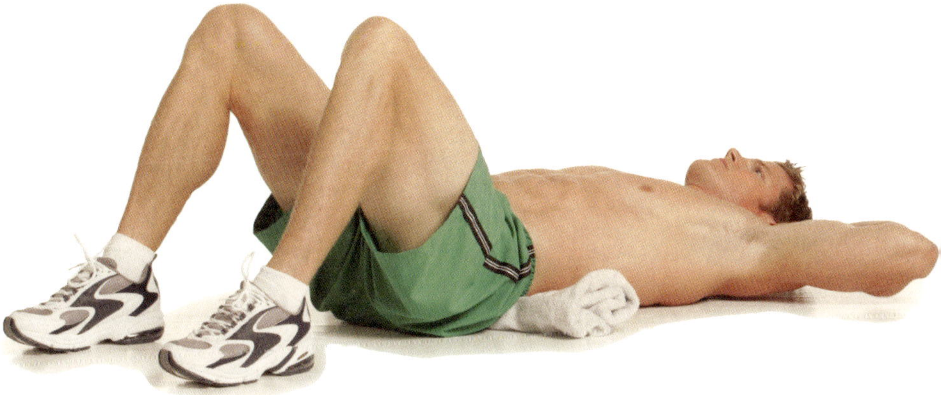

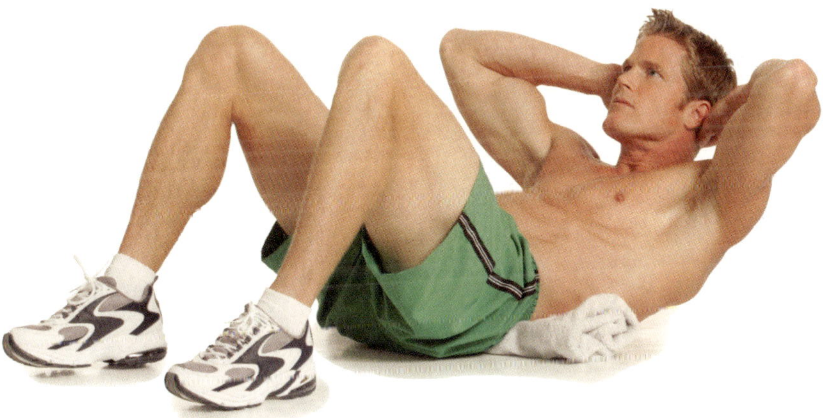

1. Setzen Sie sich auf den Boden, Knie angewinkelt, Füße flach auf dem Boden und Hände hinter dem Kopf. Legen Sie ein aufgerolltes Handtuch unter die Wölbung Ihres unteren Rückenbereichs und lehnen Sie sich zurück, sodass Ihr Kopf auf dem Boden liegt.
2. Heben Sie Kopf und Schultern an und ziehen Sie Ihren Brustkorb in Richtung Ihres Beckens.
3. Bleiben Sie kurz in der Haltung und senken Sie Ihren Oberkörper dann langsam wieder in die Ausgangsposition herab.

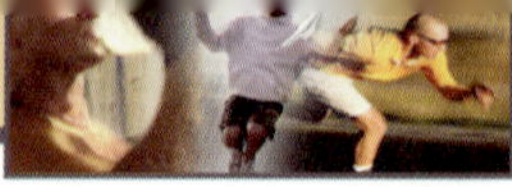

CRUNCH MIT DREHUNG

■ **Zielbereiche:** Rectus abdominis, Obliquus-Muskeln

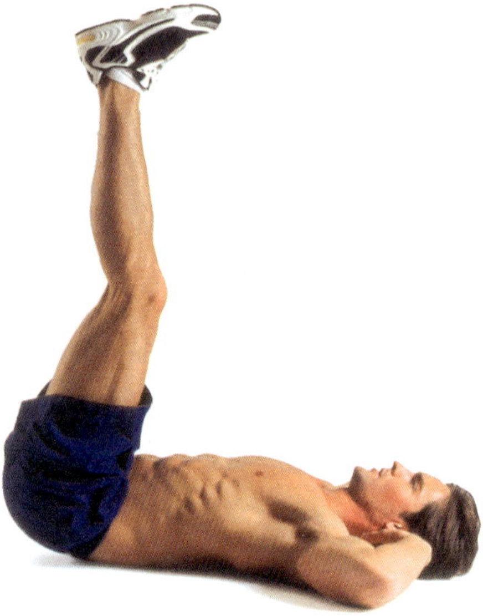

1. Legen Sie sich auf den Rücken und heben Sie Ihre Beine an, bis Ihre Fußsohlen zur Decke zeigen.
2. Berühren Sie mit Ihren Fingerspitzen leicht die Ohren, wobei die Ellenbogen nach außen zeigen. Drehen Sie Ihren Oberkörper langsam nach links hoch.
3. Senken Sie Ihren Oberkörper langsam herab und wiederholen Sie die Bewegung zur rechten Seite. Wechseln Sie während des Satzes zwischen der linken und rechten Seite ab.

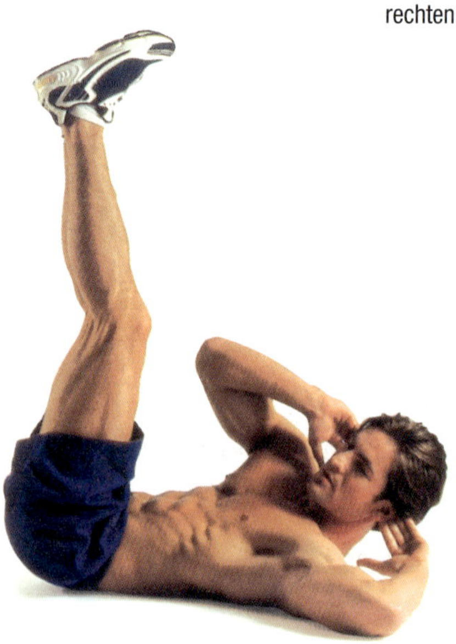

KNIE-CRUNCH

■ **Zielbereiche:** Rectus abdominis

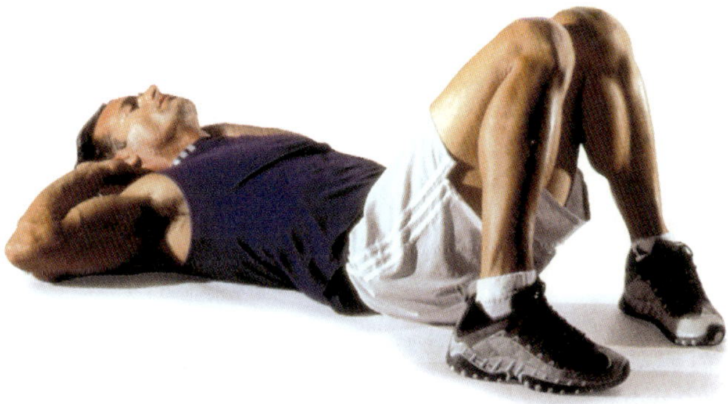

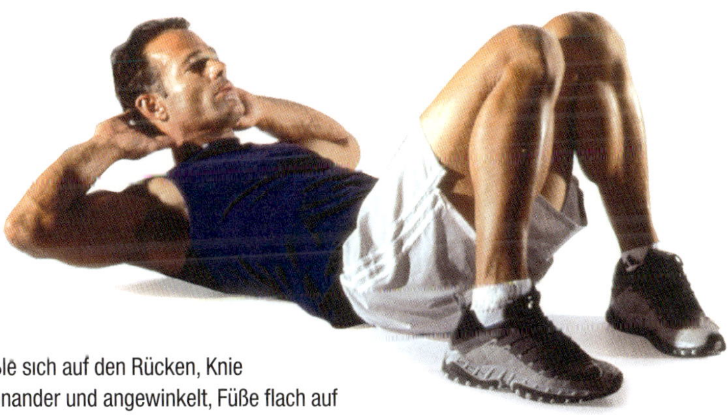

1. Legen Sie sich auf den Rücken, Knie nebeneinander und angewinkelt, Füße flach auf dem Boden, Fußspitzen nach innen gerichtet.
2. Legen Sie Ihre Hände hinter die Ohren, heben Sie Ihren Kopf und ziehen Sie Ihre Schultern vom Boden hoch. Bleiben Sie kurz in der Position und senken Sie Ihren Oberkörper dann wieder herab.

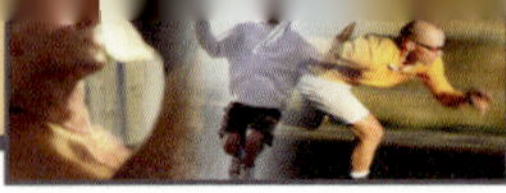

SEITLICHER CRUNCH

■ **Zielbereich:** Obliquus-Muskeln

1 Legen Sie sich seitlich auf den Boden und verschränken Sie Ihren rechten Arm über der Brust, sodass Ihre rechte Hand auf Ihrer linken Schulter liegt. Legen Sie Ihren linken Arm seitlich auf Ihren Körper, sodass die Handfläche auf Ihrem Oberschenkel ruht.

2 Ziehen Sie Ihre linke Schulter in Richtung Ihrer linken Hüfte und heben Sie dabei Ihre Beine vom Boden. Bleiben Sie kurz in der Haltung und kehren Sie dann in die Ausgangsposition zurück. Wiederholen Sie die Übung auf der anderen Seite.

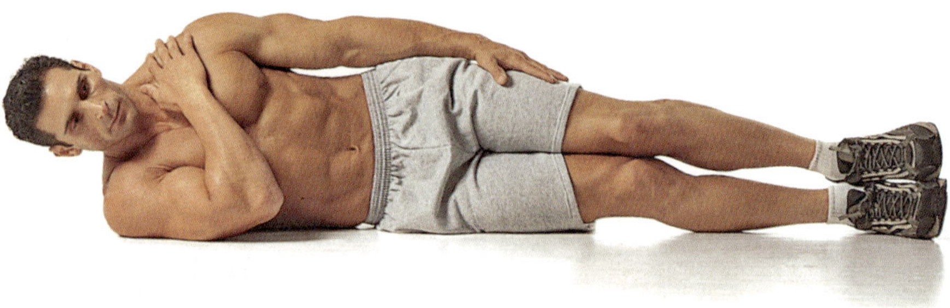

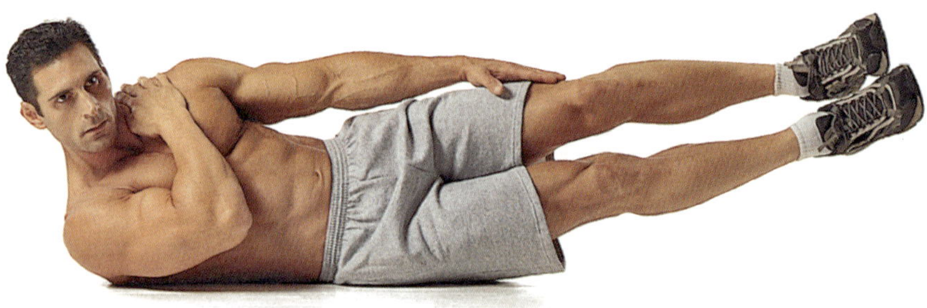

SPÜREN SIE DEN DRUCK?

Wenn Sie Druck auf der linken Seite Ihres Bauches spüren, dann können Sie sicher sein, dass die Übung wirkt. Anders als beim traditionellen Crunch werden hier Ihre Obliquus-Muskeln stärker trainiert.

ELLENBOGEN-ZUM-KNIE-CRUNCH

■ **Zielbereiche:** Rectus abdominis, Obliquus-Muskeln

1. Legen Sie sich auf den Rücken, den linken Fuß flach auf dem Boden, den rechten Fuß über dem linken Knie gekreuzt, die Arme auf der Brust verschränkt.
2. Ziehen Sie Ihren Oberkörper hoch und drehen Sie ihn dabei nach rechts, bis Ihr linker Ellenbogen Ihren rechten Oberschenkel berührt. Bewegen Sie dabei nicht nur Ellenbogen oder Schulter, sondern achten Sie darauf, dass sich Ihr gesamter Torso in Richtung Ihres Knies dreht. Senken Sie Ihren Oberkörper langsam in die Ausgangsposition herab, wechseln Sie das Bein und führen Sie die Übung zur anderen Seite aus.

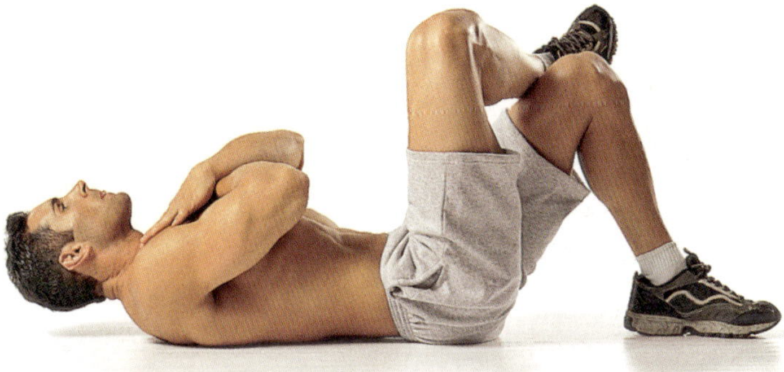

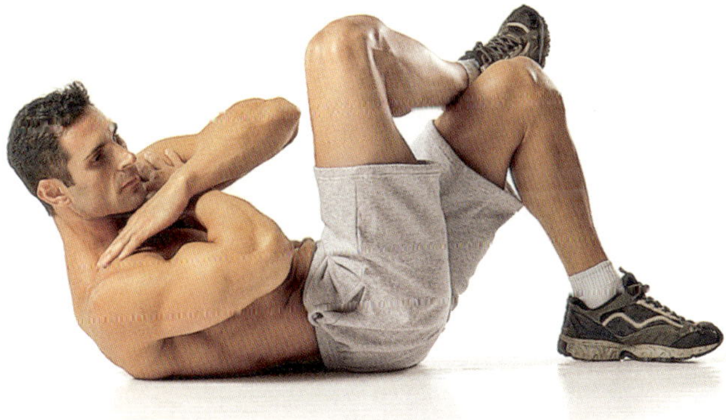

TUN SIE ES NICHT TÄGLICH

Obwohl es verlockend ist, täglich an den Bauchmuskeln zu arbeiten, benötigen diese – wie alle anderen Muskelgruppen Ihres Körpers auch – Zeit zur Erholung und Regeneration. Die besten Ergebnisse erzielen Sie, wenn Sie Ihre Bauchmuskeln zwei- bis dreimal pro Woche trainieren.

DAMPFMASCHINE

■ **Zielbereiche:** Hüftbeugemuskeln, gesamte Körpermitte

1. Stellen Sie sich aufrecht hin, die Hände hinter den Ohren, schulterbreiter Abstand zwischen den Füßen.
2. Beugen und heben Sie Ihr rechtes Knie und drehen Sie dabei Ihren linken Ellenbogen zum Knie hin. Ziehen Sie auch Ihre linke Schulter in Richtung Ihrer rechten Hüfte, damit Ellenbogen und Knie sich berühren. Kehren Sie wieder in die aufrechte Position zurück und führen Sie die Drehung zur anderen Seite aus.

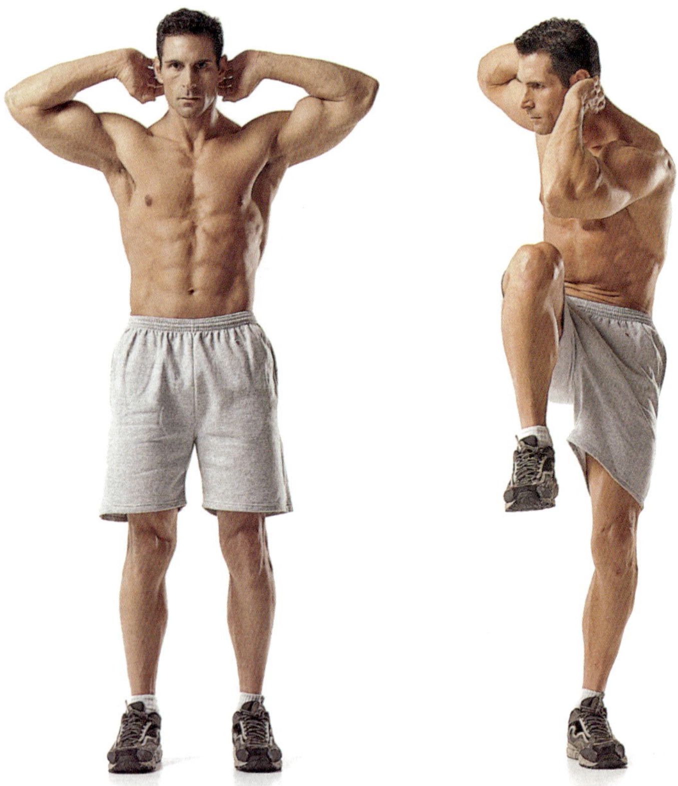

HANDTUCH-SLIDE

■ **Zielbereiche:** Rectus abdominis

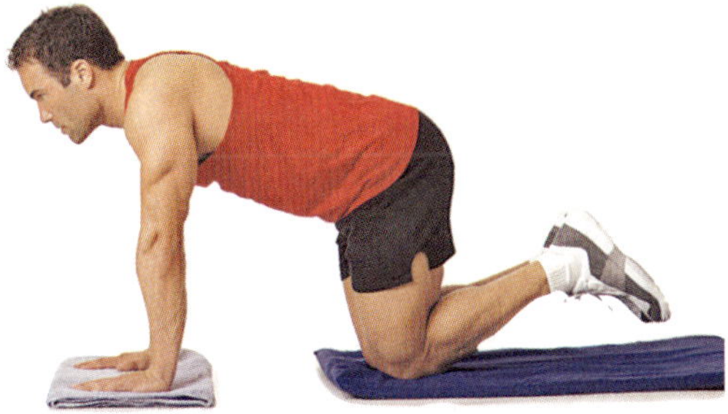

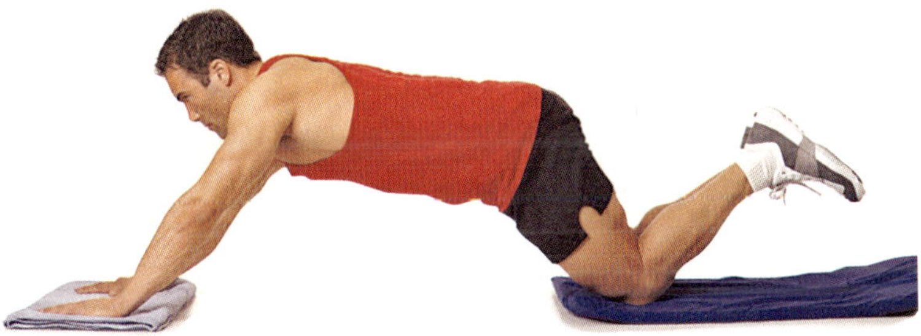

1 Legen Sie ein Handtuch oder eine Matte auf einen Fliesen- oder Holzfußboden. Knien Sie sich auf das Handtuch oder die Matte. Legen Sie vor sich ein weiteres Handtuch auf den Boden und stützen Sie Ihre Hände darauf.

2 Schieben Sie das Handtuch nach vorne, bis Ihr Körper vollständig gestreckt ist. Ihr Körper sollte dabei aussehen, als würden Sie einen Kopfsprung machen. Schieben Sie das Handtuch langsam zurück.

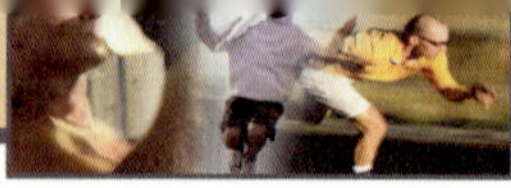

Beine

Formen Sie sich mit diesen Übungen für den Unterkörper starke und geschmeidige Beinmuskeln

AUSFALLSCHRITT

- **Zielbereiche:** Quadrizeps, Gesäßmuskeln, hintere Oberschenkelmuskulatur

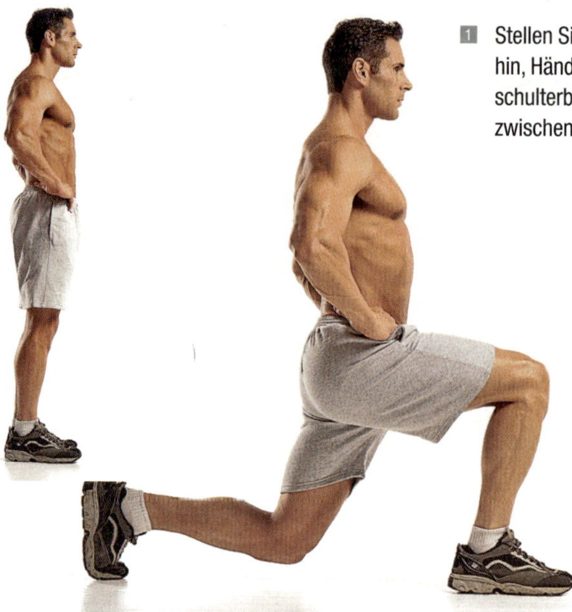

1 Stellen Sie sich aufrecht hin, Hände auf den Hüften, schulterbreiter Abstand zwischen den Füßen.

2 Machen Sie mit Ihrem rechten Bein einen Schritt nach vorne und führen Sie Ihren Oberkörper nach unten, bis Ihr rechtes Knie 90 Grad angewinkelt ist und Ihr linkes Knie fast den Boden berührt. Gehen Sie wieder hoch in die Ausgangsposition und wiederholen Sie die Übung mit Ihrem linken Bein.

VERSUCHEN SIE ES UMGEKEHRT

Um Ihre Beine noch effektiver zu stärken, können Sie den Ausfallschritt umgekehrt durchführen: Machen Sie die Schrittbewegung dabei nicht nach vorne wie beim traditionellen Ausfallschritt, sondern nach hinten. Welche Wirkung das hat? Beim traditionellen Ausfallschritt wird Ihr hinteres Bein stark gedehnt, während das Gewicht auf Ihrem vorderen Bein lastet. Wenn Sie den Ausfallschritt jedoch nach hinten machen, wird Ihr vorderes Bein während der ganzen Übung beansprucht und somit stärker trainiert.

SEITLICHES BEINHEBEN

■ **Zielbereich:** Äußere Hüftpartie

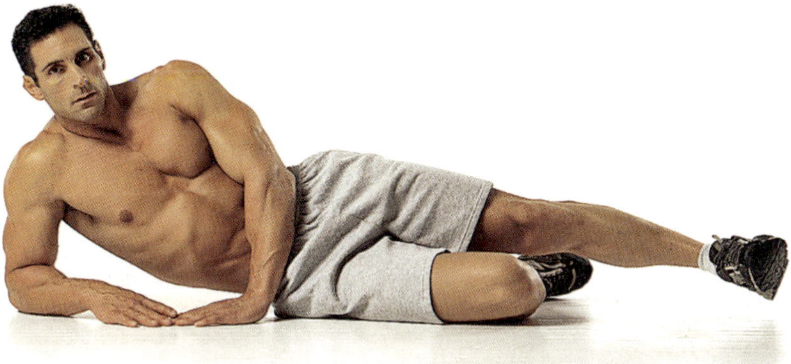

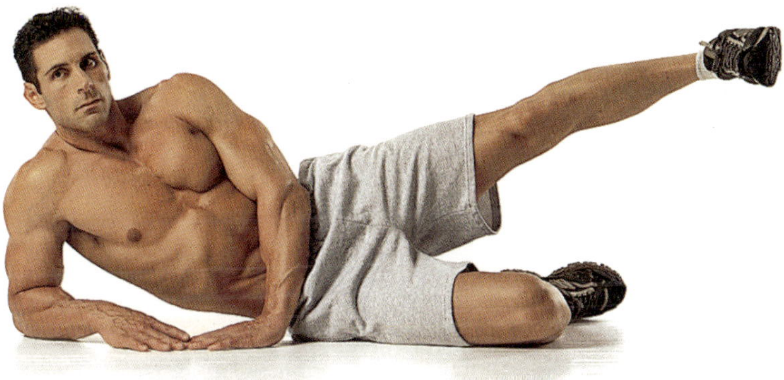

1. Legen Sie sich auf die Seite und stützen Sie sich auf Ihren rechten Ellenbogen. Winkeln Sie Ihr rechtes Bein an und lassen Sie Ihr linkes Bein gerade.
2. Heben Sie Ihr linkes Bein von der Ferse her etwa 45 Zentimeter an und bleiben Sie kurz in dieser Haltung. Lassen Sie das Bein anschließend in die Ausgangsposition herunter. Wenn Sie einen Satz mit Ihrem linken Bein absolviert haben, wechseln Sie die Seite und wiederholen die Übung mit Ihrem rechten Bein.

MAXIMIERUNG DES MUSKELEINSATZES

Wollen Sie das Workout maximieren? Dann machen Sie die Ausfallschritte vor dem Beinheben. Ausfallschritte erfordern Gleichgewicht und den Einsatz kleiner Muskeln, die Ihren Körper stabilisieren. Diese Muskeln ermüden schneller und sollten daher trainiert werden, bevor Sie andere Übungen ausführen, bei denen diese Muskeln nicht eingesetzt werden. Wenn Sie danach zum seitlichen Beinheben übergehen, sind Ihre Muskeln warm, aber nicht überbeansprucht.

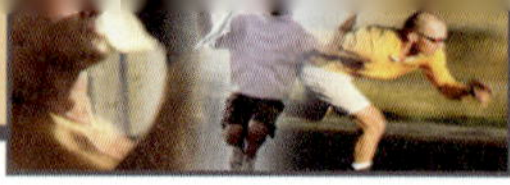

DIRTY DOG

- **Zielbereiche:** Äußere Hüftpartie

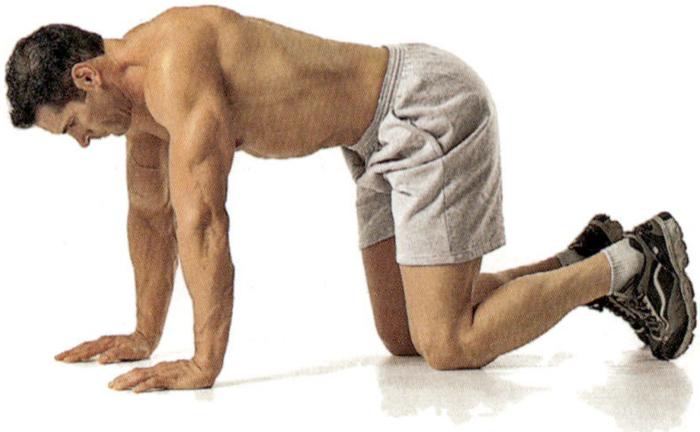

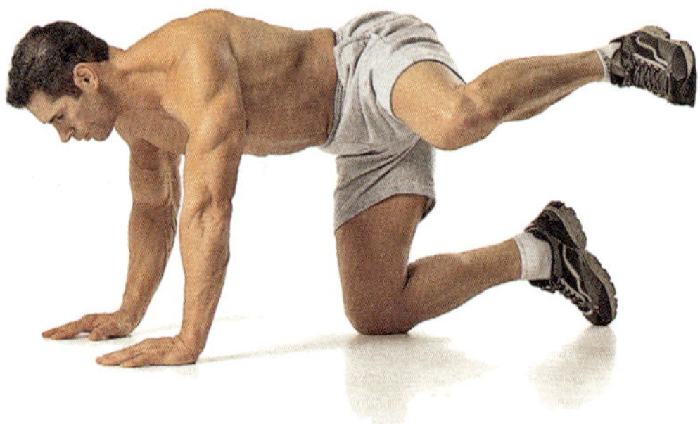

1 Knien Sie auf allen vieren, Handflächen flach auf den Boden, schulterbreiter Armabstand. Lassen Sie Ihr linkes Bein gebeugt und heben Sie es seitlich aus der Hüfte nach oben.

2 Bleiben Sie kurz in der Haltung und führen Sie das Bein dann in die Ausgangsposition zurück. Wiederholen Sie die Übung mit Ihrem anderen Bein.

STARKE FUSSGELENKE UND EIN SCHNELLERER ANTRITT

Verbessern Sie die Stabilität Ihrer Fußgelenke und steigern Sie Ihre Wendigkeit mit dieser bewährten Übung:

- Ziehen Sie eine Linie auf dem Boden. Stellen Sie sich mit leicht gebeugten Knien aufrecht hin, schulterbreiter Fußabstand, Hände vor dem Körper, Hüften nach hinten. Beugen Sie Ihren Oberkörper leicht nach vorne, um sich besser auszubalancieren. Stellen Sie sich mit den Zehenspitzen auf die Linie.
- Machen Sie mit einem Fuß 15 Sekunden lang so schnell wie möglich einen Schritt vor die Linie und wieder zurück. Berühren Sie dabei mit Ihren Zehenspitzen die andere Seite der Linie und kehren Sie anschließend in die Ausgangsposition zurück. Wiederholen Sie die Übung danach mit dem anderen Fuß.
- Variieren Sie auch, indem Sie die Schritte abwechselnd mit jedem Fuß zur Seite, nach hinten sowie vor und zurück machen.

HÜFTADDUKTION

■ **Zielbereich:** Innere Oberschenkel

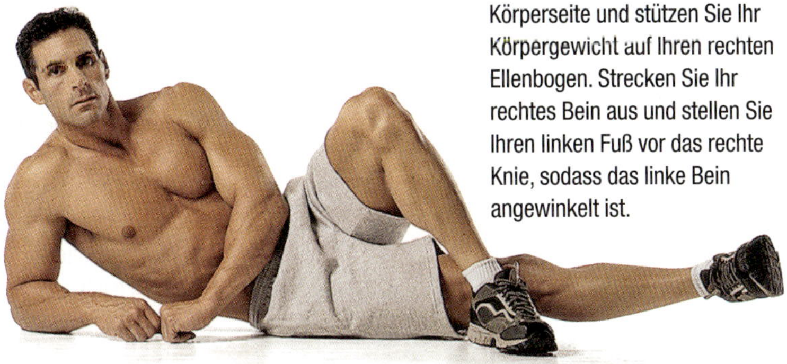

1 Legen Sie sich auf Ihre rechte Körperseite und stützen Sie Ihr Körpergewicht auf Ihren rechten Ellenbogen. Strecken Sie Ihr rechtes Bein aus und stellen Sie Ihren linken Fuß vor das rechte Knie, sodass das linke Bein angewinkelt ist.

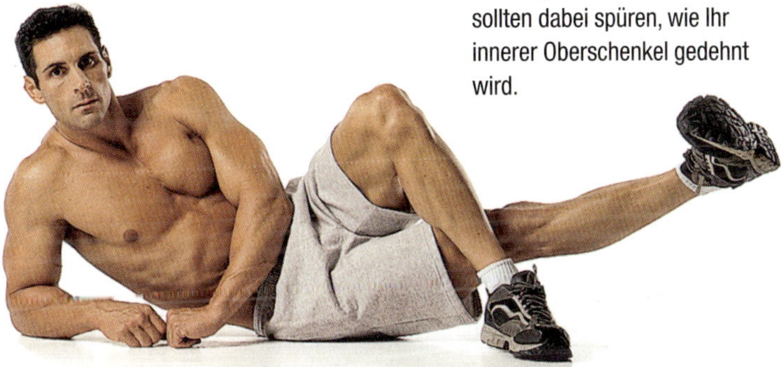

2 Heben Sie Ihr rechtes Bein so weit wie möglich nach oben. Sie sollten dabei spüren, wie Ihr innerer Oberschenkel gedehnt wird.

3 Lassen Sie Ihr Bein langsam herunter in die Ausgangsposition. Wenn Sie einen Satz absolviert haben, wiederholen Sie die Übung mit dem anderen Bein.

KAMPF DEM KRAMPF

Waren Ihre Beine schon einmal so stark überbeansprucht, dass sie verkrampften? Vermutlich hatten Sie sie in diesem Fall aber gar nicht überbeansprucht. Muskelkrämpfe nach einem Workout können auf Mangelerscheinungen hindeuten. Ihre Muskeln benötigen bestimmte Nahrstoffe, die bei den Übungen aufgebraucht werden können. Ersetzen Sie verbrauchtes Kalium und Magnesium, indem Sie eine Banane essen. Ihre Beine werden es Ihnen danken.

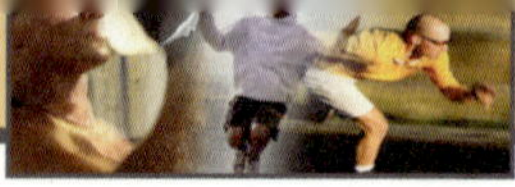

HAMPELMANN

Zielbereiche: Leistengegend und Waden

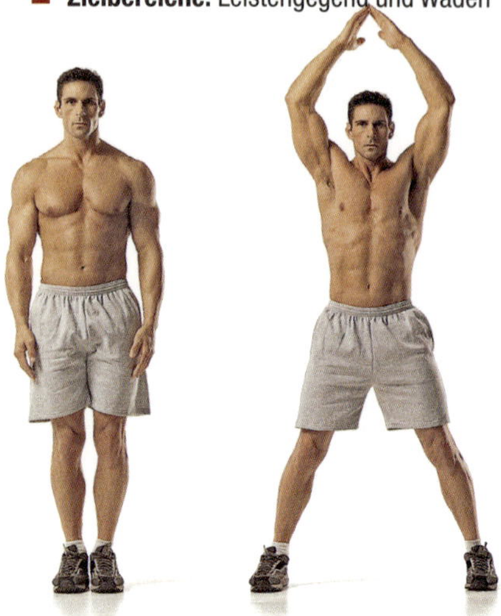

1. Stellen Sie sich aufrecht hin, Füße zusammen, Arme locker an den Seiten herunterhängend.
2. Springen Sie hoch und landen Sie so auf Ihren Füßen, dass deren Abstand etwas über Schulterbreite liegt, gleichzeitig klatschen Sie Ihre Hände über dem Kopf zusammen.
3. Springen Sie in die Ausgangsposition zurück und führen Sie dabei Ihre Arme nach unten.

ESELS-KICK

Zielbereiche: Hintere Oberschenkelmuskulatur, Hüftstreckmuskeln

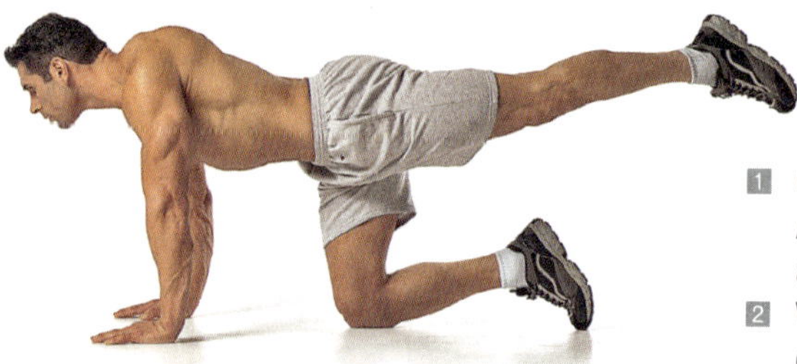

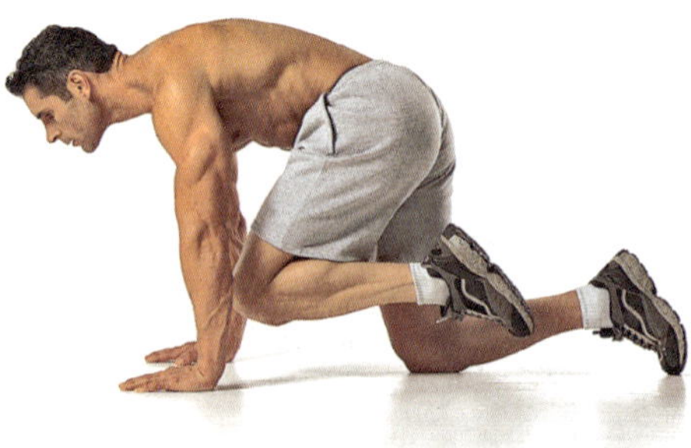

1. Gehen Sie auf alle viere, Abstand zwischen den Armen auf Schulterbreite.
2. Verlagern Sie das Körpergewicht auf Ihr rechtes Bein und treten Sie mit Ihrem linken Bein so weit und hoch nach hinten, wie dies bequem möglich ist.
3. Beenden Sie den Bewegungsablauf, indem Sie Ihr Knie zur Brust ziehen. Wiederholen Sie die Übung mit dem anderen Bein.

REGISTER

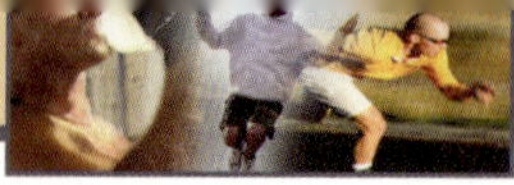